瑜伽與鏡照

透過身體練習，照見宇宙真相

The Mirror of Yoga:
Awakening Intelligence of Body and Mind

理察・福禮縵（Richard Freeman）／著
湯乃珍／譯

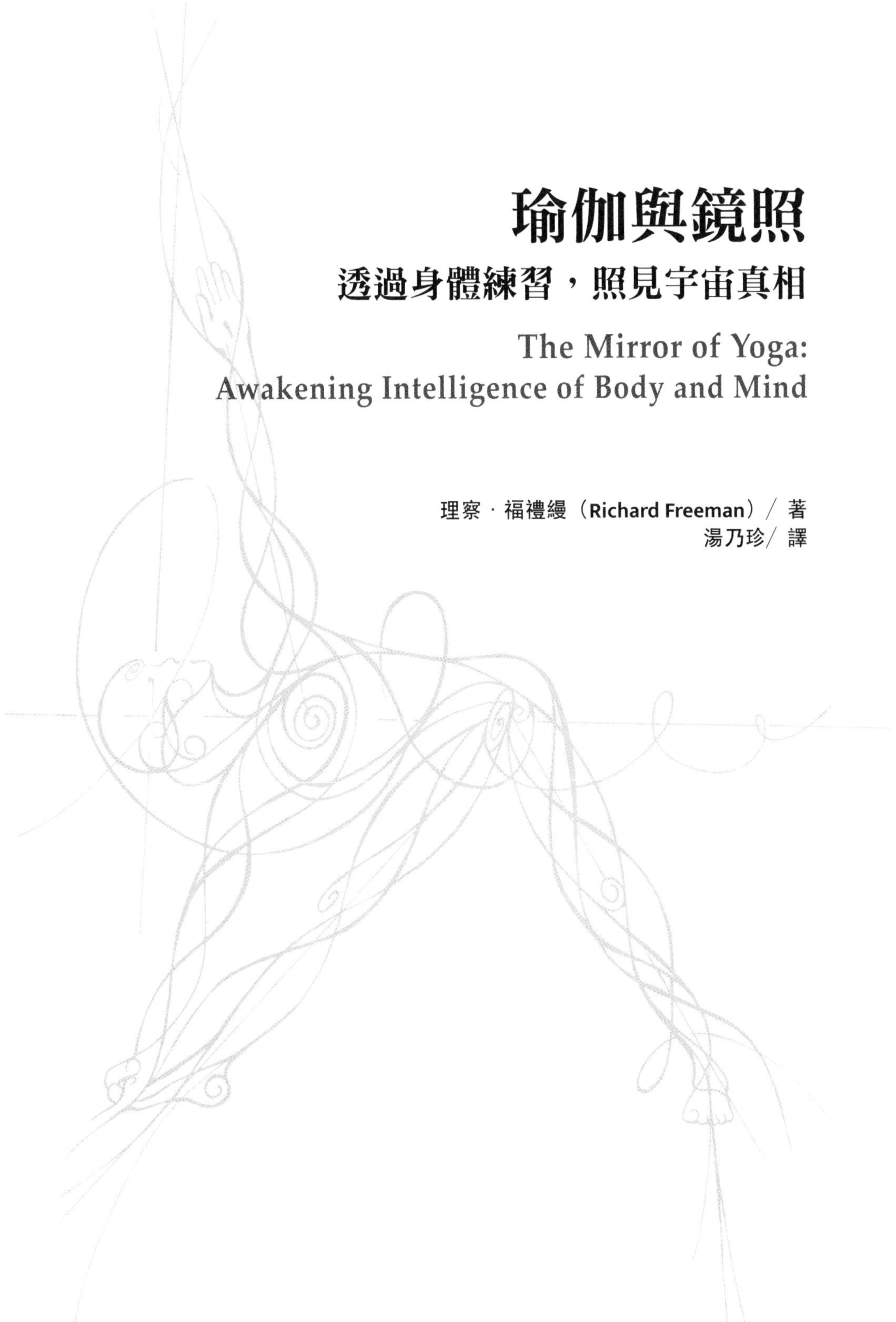

深深悼念

帕達比·喬艾斯上師

（Sri K. Pattabhi Jois, Guruji）

1915–2009

Contents

譯者推薦序

瑜伽是什麼？

「瑜伽是什麼？」

多數人認為瑜伽是將身體折來折去的健美體操，把腳放到頭後面的柔軟度，而令人稱羨的倒立的姿勢，則是練習者的追求目標。有些經驗的學生，或許會從瑜伽的字意概念，貼上「瑜伽是結合」的標籤。超越了教科書的枯燥定義，Richard 老師從開放的空間起始，藉由「瑜伽始於聆聽」的邀請，不著痕跡的破題，引領我們潛入瑜伽的深邃，直接體驗懸止的心識與當下的真實，切身觀修，喚醒覺知。

有史以來，昇華身而為人的條件與境遇，超越凡夫意識與小我性格的限制，始終是人類深層的渴望。而瑜伽豐富多采的各種修行法門雖異，其共同的目標，都是通過我們自身的直接體驗，來了悟存在的實相。古人以鏡喻史，以鏡喻心，儒釋道三家皆有其以鏡觀照的言喻。無論是道德心，虛靜心，還是清淨心，都強調向內調伏，涵養鏡體的明晰，使其能如實的映現。所有修行在本質上並沒有任何奇特之處，因為它的實質就是讓自己反覆的深入相續心。看穿心識虛妄的把戲，放下表象，精進的觀修內在，使心鏡迴光返照，收攝自心，頓見「風動，幡動，乃仁者心動。」（六祖惠能），體悟觀自在菩薩傳授的「反聞聞自性，入流亡所」（《楞嚴經》〈觀世音菩薩耳根圓通章〉），讓廣納萬法而不染塵影的心，從聽聞宇宙的聲音，乃至於與時間空間中的一切相容而一無所執，安然任運於當下，便能成就「瑜伽是自由」這面無境的寶鏡。

或許我們會說：「我境界沒那麼高！」。然而，一個有「我」所障蔽的境界，所反映出就是貪瞋痴慢疑等的垢境，何樂之有？攀緣心接續重疊著概念心，緊抓所編寫的故事線，擺盪在執取或推拒間不斷的輪迴，積累心鏡上的妄念煩惱塵埃。如果我們窮極一生執著於自我膨脹與念頭追逐，在夢幻中迷失而不願正視與自覺，就浪費了這個寶貴的人身容器，錯失證得真理之機。不可諱言的，欲從無明之心解開我執之心的問題，的確有其困難。而哈達瑜伽（Haṭha yoga），這個現代人通用的靈性煉金術，巧妙的整合身體和心智作為實驗的場域，借假修真，由調整粗重的肉身出發，進而淨化微細身，通過深層覺察全身能量的波動，培養出心智清明的專注力與洞察力，隨緣妙用，便可能體會「至人之用心若鏡，不將不迎，應而不藏，故能勝物而不傷。」（莊子《內篇・應帝王》）。隨著修習日積月染的加深，氣（prāṇa）、脈（nāḍī）、明點（bindu）就能持續地的自然轉化，增長智慧與領會，讓生命能（Prāṇa）漸入中脈（suṣumnā nāḍī），顯露般若光明。好消息是，無論我們如何的頑冥不靈，妄自菲薄，翻轉紅塵，圓覺本心永遠都在。即便練習與機緣尚未成熟至頓悟明心見性，只要我們能保持開放、熱誠、謙虛、誠實與平常心，在瑜伽實踐的道途上不離不棄，把握智慧明辨之劍，精進止觀，勇斷無明，釋放一切，無罣無礙，終有實現完美瑜伽之機，見諸相非相，頓悟佛陀之究竟心法：「善男子，知幻即

離，不作方便，離幻即覺，亦無漸次。一切菩薩及末世眾生，依此修行，如是乃能永離諸幻。」（《大方廣圓覺修多羅了義經》）

Richard 老師以其獨特又令人愉悅表達功力，娓娓點出了包含粗淺到深度瑜伽的修習經驗中，所會遭逢的錯綜複雜與矛盾之處。本書整合了瑜伽豐富的歷史背景、各派傳承與其實踐的方法，交織以五光十色的觀想體驗與寓意深遠的神話傳說，細膩地鋪陳出瑜伽深厚的靈性之根。引據典籍學說如《梨俱吠陀》（Rig Veda），《哈達瑜伽之光》（Haṭha Yoga Pradīpikā），《羅摩衍那》（Rāmāyaṇa）。探討《奧義書》（Upaniṣads），吠檀多不二論（Advaita Vedānta），數論（Sāṁkhya），以及佛法的哲學脈絡，剖析《薄伽梵歌》（Bhagavad gitā），《瑜伽經》(Yoga Sūtra）。更詳述了八支瑜伽（Aṣṭāṅga Yoga），哈達瑜伽，以及智慧瑜伽（Jñāna Yoga）、行動瑜伽（karma Yoga）、奉愛瑜伽（Bhakti Yoga），密宗瑜伽（Tantra Yoga）等的目的與過程。巧妙的兼容教旨的理論與實用，演繹出穿透並進入實相核心的瑜伽矩陣。

Richard 是一位仙風道骨、通天接地，又虛懷若谷的上師。春風化雨的薰陶，他的神韻中總是充滿著對教義的奧妙讚嘆，與甘露初嚐的喜悅。這份底蘊深厚又純淨無我的感染力，自然而然地觸動我們相應的心弦。他溫柔地將慈悲包覆在聰慧的幽默中，引領聽者會心哈哈一笑，開放了軟上顎的空間，品嚐滴入心中的甜蜜。

所以，「瑜伽是什麼？」？

瑜伽非您所想，您，也非您所想。邀請您共同攜手磨垢鏡，明現我們所形成的瑜伽寶石網，真實照見，祥和彼此，輝映人我愉悅、身語意慈悲一如的大同世界。

做為一個分享真理妙音的樂器，我何其榮幸！願中文讀者們與 Richard 上師令人百聽不厭，餘韻盪氣，至真、至善、至美的樂章契心。謝謝您日日夜夜正念覺知的練習，擦亮瑜伽之鏡，如實觀照，探索本心。謝謝您不斷地放下，無住生心，淨念相繼，身心自在輕盈。謝謝您喜悅永恆的依止於愛，開敞的接納與連結，是您是我的純淨。

湯乃珍　敬上

前言

瑜伽始於聆聽。

當我們聆聽時，我們即給予事物的本來面目空間。我們允許他人如是的展現，我們也認可自己身體和心智全然的顯現。

瑜伽也始於當下。

許多經典文本，例如：帕坦伽利（Patañjali）的《瑜伽經》，都以 atha 一詞開頭，意思是「現在」，它指的就是這個概念。在瑜伽經的背景中，使用 atha 這個詞，意味著我們已經到了一個契機，即將從制約的存在、慣性行為、思考模式、和世界互動的方式中醒來。 它暗示我們終於準備認清事實，並找出所有存在於心靈深處和存在核心的本質。正是從這種對當下之生命根源的體驗，才能孕育出真正的瑜伽練習。

帕坦伽利使用「現在」這個詞，意味著我們很可能已經嘗試了很多很多其他的方式，以利覺醒並找到幸福。我們可能追求過所有不同類型的樂趣，也許探索了各種哲學教義和學科，甚至可能透過宗教的實踐，以賦予生命意義。然而，卻仍有不太對勁的感受。

當所有尋找意義的嘗試都力有未殆，那麼我們就進入了當下的境界，這就是瑜伽練習真正開始之處——此時此地。

瑜伽是自由。

它免於不知道我們是誰的恐懼，免於向世界展演自己不真實的面孔，免於假裝相信那些我們並不確實了解是否為真的事情。這是在瑜伽中找到的解脫，它就在我們回到當下之際：回到我們自然的心性和全然幸福的狀態。我們不太可能是因為有意識地尋求這種自由而被瑜伽吸引，而我們發現瑜伽有魅力，多半因為我們想像它會為我們帶來快樂，連同許多關於快樂為何的想法，可能邀請我們開始練習，以造福身體，變得健康、強壯、靈活、性感或充滿活力。我們可能會在更膚淺的層面上，利用瑜伽來排解無聊，或藉機結識他人的機會。

直到有一天，我們可能在瑜伽課裡體驗到，心智自發性地進入平靜和清晰的狀態，這份感覺讓我們再次回到探索平衡自然的感受。我們進入瑜伽的理由或許有其各種因緣，而這一切都是練習的光榮起點，因為每一個展現自我的門道，都是通往瑜伽真正本質之深層境界的路徑，每個入口都揭示了，最終我們來到這裡是為了尋找一份神祕的體驗——一種全然自由和幸福的永恆感受。

無論是什麼原因讓我們進入瑜伽，很重要的是，我們必須從實際所在之處開始，而它至少需要片刻的真誠。它需要我們移除所有的外牆；放棄假裝知道我們實際上不知道的事情；並且揭開在我們的情況、思想和內心的真實狀況上，層層否認和欺瞞所掩著的面紗。

不管你開始練習的動機為何——即使它是令人尷尬的自戀或自私——如果你能簡單地看到這種動機的事實，那麼你就找到了開始自己練習的適當點。實際上，此時此地潛入練習，就是開始真正瑜伽練習的唯一途徑。當你能看到並接受事物的本來面目時，那麼一切都開始變得非常有趣——無論你對瑜伽可能是什麼、或它可能為你做什麼的想法有多麼扭曲。因為你來到了萬物的源頭——瑜伽之如意寶樹的源頭——你能得到的，將遠遠超乎你所想像。

在研究本書的過程中，我們將探索隱藏在各種練習和信念之下，瑜伽的奧祕與深邃。我們將觸及瑜伽中用為工具的各種傳統哲學，並研究瑜伽練習的各種身與心的鍛煉。希望透過這本書啟發智慧、想像力和心靈，進入直接的體驗，不受哲學和技術的局限，使我們就在此時此地，完整而快樂。

第一章

瑜伽練習和各個階段經典形式

瑜伽的練習有許多不同的風格：不同的方法和特有的傳承。雖然沒有獨門的瑜伽哲學，沒有唯一的方法論，但有一個相似的潛在脈絡，連結了所有瑜伽的路徑，而這種深度交織的相連性——我們所謂之瑜伽模式矩陣——正是我們將在本書中所進行的探索。透過檢視與闡明不同類型的練習、哲學和方法，藉由發現它們底層的相連模式，來揭示瑜伽的本質，與真實的自己。

提煉洞見與意識的哈達瑜伽

眾所周知，哈達（haṭha）瑜伽以引人入勝的身體姿勢而聞名，它實際上是一種鍛煉身體和呼吸的系統，目的是在檢視冥想中，與心智狀態相關之深刻而細微的感受、回應和本能反射。洞悉感受的微妙本質及其與內在呼吸模式的關係，被認為是洞悉心智真實本質的關鍵。Haṭha 的意思是「太陽」（ha）和「月亮」（tha），它可以用來描述任何將神經系統內相反模式的結合，以打開身體核心供我們觀察的瑜伽練習。

哈達瑜伽的一個重要組成部分是體位法（āsana），或瑜伽姿勢的練習，我們在其中鍛煉身體；我們轉動、扭轉、延伸並探索它的微妙之處。另一個組成部分是調息法（prāṇāyāma），我們將呼吸延展、打開、淨化，並密切地觀察。在哈達瑜伽的這些身體的練習中，我們像製作麵包時揉麵團一樣地鍛煉身體，使其從無意識的骨肉團塊，轉變為饒富生命力和活力的有機體。藉由如此的練習，我們發現身與心都開始覺醒；它們開始相互結合，並融入我們的日常生活經驗。隨著我們繼續修行，我們逐漸發現，可以從身體中提煉出所有的甘露，它就存在於洞見與意識之中。

使心智覺醒的智慧瑜伽

另一種瑜伽是智慧（jñāna）瑜伽，它側重於智慧和我們深入探究事物本質的能力。Jñāna 的意思是「了知」或「智慧」。這是對心智運作方式的無限地精細探索，結合了感受和覺知的作用。這是洞察我們心智和實相之本質的瑜伽。在智慧瑜伽中，我們培養非常精確的明辨力，看清何為真實、永恆、喜悅，以及何為徹底的無常、膚淺甚至妄想。

智慧瑜伽有許多方法，有些教導即時開悟，催生領悟生命意義的大躍進。在這種形式中，你對實相的意義會有片刻的洞見，於是從那一刻起，心智開始漸漸覺醒，而生命就單純是持續開展的洞見。這種形式的智慧瑜伽體驗，就像當你終於聽到一個笑話，並且得到領悟、解脫、洞見——「啊哈！」的感覺。

其他的智慧瑜伽派系，教導逐漸覺醒，隨著時間的推移漸漸地耕耘更嚴謹的道路，對一切事物有完整的研究，作為辨識感知和心智之潛在模式的手段，以揭露我們的真實本質，亦即宇宙的真實本質。還有一些智慧瑜伽派系，透過心智如何構建時間、存在、自我和意識等問題，同時傳授瞬間覺醒和漸進覺醒。任何修習智慧瑜伽的方法，最終都必須將其精妙的智慧迴照自身，以消除修行者可能會因自己的片面理解而產生的所有虛假自我和驕傲感。

洞悉實相的阿斯坦加瑜伽

阿斯坦加（八支，Aṣṭāṅga）瑜伽，雖然對一些人而言，是伴隨特定之呼吸和凝神模式的嚴格姿勢序列，但實際上它是構成姿勢和呼吸練習之背景的廣泛瑜伽系統。

Aṣṭāṅga 的意思是「八支」，這意含著在這門派系中許多不同的相互關聯的方法，用於培養心智如雷射光般的聚焦。這個焦點，被用來探索任何和所有升起的身心現象，以揭露出它們是其背景的複合物，而不是任何分離或永恆的東西。這份啟示或洞見，引導阿斯坦加練習者不斷深入地洞察他們的心智和世界的本質，並最終自局限的存有中得到解脫。

阿斯坦加瑜伽主要立基於道德架構，以利其他分支之練習的蓬勃發展。透過持戒（yamas）和精進（niyamas）最初之兩個分支建立的支持，為自己和在與他人的關係中，提供了善意的互動和回應網絡。作為架構的一部分，接下來的兩個支——體位法和調息法的身體練習——能開始打開身體、呼吸和感官的領域，使練習者鬆開概念和記憶之層層疊疊的禁錮。這也為冥想特質的諸分支練習，鋪了輕鬆的道路，減少了陷入思緒和出神離開身體的危險。在第五支，攝心（pratyāhāra）中，心智被訓練於觀察感官的領域，不識別對境或將它從其背景中分離。以這種方式，專注力不再游移於感官的對境。在第六支，凝念（dhāraṇā），注意力集中於單一的區域。第七支，禪那（dhyāna），發生於當專注力的流動了無衝突或緊張。在第八支三摩地（samādhi）中，心智製造客體和主體的習慣停止了。這容許任何被觀察的事物，能被自由、無礙的照見，從而洞悉其真實本質。阿斯坦加瑜伽的優勢，在於透過各分支的多種方法，來確保練習者不會忽視任何內在或外在的生活層面，這也相應了培養立足於實相而不是被概念或幻想所淹沒的能力。

灌溉情感與關係的奉愛瑜伽

Bhakti——愛與奉獻的瑜伽——是另一種瑜伽類型，在這種瑜伽中，深刻的情感以及與他人和神的主要關係，得以灌溉和檢視。任何因為自己或他人的錯誤認知而產生的自私自利都會逐漸消融。透過奉愛的練習，情感成為虔敬的必要組成部分，引導入狂喜的感受。一些奉愛派將摯愛視為神聖的人，而另一些則更屬意它對於神、自我和他人之終極本質的開放觀點。

奉愛的實踐通常包括唱誦和觀想，這讓我們能發自內心地體驗與他人的真實本質、與萬物的喜悅本質、以及與神等等之相連性。以開放的心智，體會一切生起的皆為摯愛，消除了層層疊疊受限之情緒、思想、感知、和其他往往分散與扭曲實相的心智作用。

聚焦萬物神聖本質的密宗瑜伽

世界各地的tantra（密宗）學派都引發人們的注意和興趣，這通常是因為他們錯誤地單就其與「性」相關之面向的串連。但密宗瑜伽並不止於此。tantra這個字，實際的意思是一根線或一根編織的線，在瑜伽的脈絡中，這指的是在身體和心智從內部、穿越、到外部，所編織成的智慧之網。有些人認為密宗瑜伽是哈達瑜伽的部分集合，而另一些人則認為哈達瑜伽是密宗練習中的一組特定技巧。事實上，密宗和哈達瑜伽，都圍繞著所有事物皆悉神聖的原則進行組織。

許多瑜伽的練習旨在解開通常關閉的身體中脈（suṣumnā nāḍī），它從骨盆底的中心一直延伸上至頭頂，被認為是體內最神聖的意識通道。在密宗中，特別聚焦於萬事萬物的神聖本質，透過深切地專注所有類型體驗的細節，以重組與平衡關於圍繞和貫穿身體中脈的內在經驗。密宗在練習中使用神聖的聲音和形式，有打開中脈的潛力，體會開放流動的專注力與深層覺受。當專注力以這種方式進入中脈時，心智會自動開始迴光返照，透過清淨的覺知，安住在狂喜的深度洞見中。從表面上看，密宗的修行，旨在領悟凡俗世界和我們在世間所做的一切都是極度神聖的。密宗中有許多修持，讓我們在世間的日常活動與感官覺知變得儀式化，使我們最終進入中脈的內在境界，並如實地扎根於現實中。

普用普行的行動瑜伽

另一種可以幫助我們免於太過神祕和排他性的瑜伽路徑，是 karma 瑜伽，工作或行動瑜伽。由於身心的本質，除了在三摩地的最深境界之外，一切都涉及活動，我們發現透過將該活動——即我們的行為和工作——神聖化，心智能從對結果或行動果實的執著中得到解脫。這是在日常和必要的工作中，消除自我的有效方法。

行動瑜伽容許所有類型的人練習，即使是那些可能沒有時間或機會修學冥想道途的人。它使我們專注於自身的工作，將其轉化為一門藝術和滿足感的源泉。也許行動瑜伽最重要的面向，是當我們將工作化為對眾生或神的奉獻來練習時，會增強對他人的意識，從而減少自戀傾向，也使所有瑜伽的道途變得更容易。

各流派交相輝映的瑜伽傳承

公元前六百年左右，釋迦牟尼佛誕生了一個輝煌的瑜伽願景，現今被稱為佛教。釋迦牟尼佛傳授了傳統瑜伽的實踐和哲學，但反對當時占主導地位之吠陀教派的威權性。藉由教導沒有「永恆的自我」（permanent self）或「阿特曼」（ātman，真我，梵我），他顛覆了當時透過哲學和宗教來談論瑜伽的語言。他還指出，若相信有一個獨立的自我，就導致自大、渴求和痛苦。冥想或深度的瑜伽練習，可以直接體驗這個真理。傳統瑜伽語言中，對於真相和意識的主要術語之一，是「阿特曼」。故此明顯相反的宣稱，引發了相當大的哲學和政治騷動。這導致了實踐者和哲學家之間，對於「阿特曼」和「無阿特曼」這兩個術語的真正含義，延續了幾個世紀的爭論。

佛教和其他瑜伽流派互為有益的鏡子，透過相互指出對方的盲點，彼此激勵而非耽溺於教義，從而促進彼此成長。佛陀的方法也有助於開放瑜伽的練習給所有人，其中包含許多因印度社會嚴格的種姓結構而被認為不具資格者。

這些主要的瑜伽派系有許多分支。重要的是要記住，所有經典流派及其分支都是相互關聯的；他們以不同的比例運用彼此的方法，因為沒有一門派系可以準確描述瑜伽的直接和整體過程。解釋全部真相，存在、自然或神等的基礎形而上學，總是充滿困難和悖論。這就像眼睛試圖看到眼睛本身。任何觀點或系統都能很完善地看待和解釋事物，但也都有盲點。需要系統外的其他人來填補盲點。

作為瑜伽的學生和老師，我們傾向於對自己的派系和方法產生依戀和偏見。在大多數情況下，認同我們所屬的團體是很自然的，因為它帶來的某些安全感和滿足感；還有一種人們與生俱來的心理傾向，即想要感覺我們自己的系統比其他系統更好——即使對於那些學習和修行瑜伽的人也是如此。因此，單單地停留在認為是自己派系之表層的人屢見不鮮。如此一來，我們自欺地進入了一種偽滿足狀態，躲藏在對教法的簡單理解中，以便於迴避實踐，而實踐正是深入理解所必須的。在表面上是安全和舒適的，因為深入需要我們質疑一切的結構，包括我們所屬派系的結構。

傳統瑜伽流派之間的具體差異並不重要，因為大多數瑜伽流派旨在最終導向對實相的直接體驗。他們的成功與否，取決於個別學生和教師如何正確地應用和解釋教義和實踐的智慧、奉獻和能力。最強大的傳統流派——那些經過多代精練的悠久傳承——代表了人類探索實相的縮影。這些派系深根於印度的古老文化，其歷史可以追溯到五千年前，而每一個流派都隨著時間的推移而演變，有些來自更古老的傳承，它們共同流通並融合，有些則隨著傳承的分裂而發展。每個派系的實際歷史都是複雜而獨特的，就許多派系而言，我們永遠不會真正知道誰是先進者、改革者和創新者。

然而，我們所知道的是，任何派系要想在當今環境中保持活力和適用性，就必須不斷的發展。但我們必須小心，因為一個優秀的、深刻的、活生生的瑜伽傳承，仍然可以被一位白痴作為他或她自我的裝飾，而一個屬於破碎血脈之真誠、開放、好奇的學生，可以滋養新生和洞見，為了眾生的利益而深入了解該傳承。

瑜伽的哲學探究

《吠陀經》是古老的讚美詩，印度的許多宗教、習俗和神話都與它交織在一起。這些優美而冗長的讚美詩，在吠陀婆羅門教士的家族中被記住並傳承了至少五千年，直到近代，仍然嚴格地保持著口傳的傳統。隨著時間的推移，《吠陀經》在古老文化、神祕主義、薩滿主義和宗教等豐富的十字路口演變。其詩歌充滿神祕、複雜、輝煌，也有些難以理解，它們被認為是對真理的永恆啟示，有時被其追隨者用為終極的權威。

一些瑜伽流派聲稱他們自己的闡述是《吠陀經》的直接啟示，因此是唯一真正的教義。然而，讚美詩的神祕特質，總是使它們的含義充滿開放的解釋，這有助於瑜伽練習和哲學的發展。許多早期的瑜伽練習都促成了《吠陀經》的形成並受其影響，但其他學派則聲稱，瑜伽的演化方式，是超越吠陀限制，超越最終成為唯物主義之傳統世界的方式。

從歷史上看，公元前八百年左右，隨著《吠陀經》的出現，出現了早期的《奧義書》（Upaniṣads）和其他經典，開啟了直接的哲學探究，系統性與深思熟慮地檢視瑜伽修行和體驗的新時代。

隨著時間的推移，誕生了史詩，如：《摩訶婆羅多》（Mahābhārata）和《羅摩衍耶》（Rāmāyaṇa）、《往世書》（Purānas）或古印度文獻、不同流派的典籍、密宗與哈達瑜伽文本，以及延續《奧義書》的新作，而佛法典籍，亦只是數以千計遵循《吠陀經》並以某種形式與瑜伽直接或間接相關的經文中的一小部分。所有主要的瑜伽流派，都有與之相關的經典文本或經文；許多傳承也共享一些相同的文本。這些文本通常是用梵文或其衍生文（如巴利文）書寫而成的。有時文本也會依方言而撰寫，使居住在該地區的當代學生更容易理解。

許多（但並非所有）經典文本都是用梵文編寫的，因此它具有特殊的地位。梵文（Sanskrit）這個字的意思是「完美的」、「精煉的」或「建構的」。而作為一種語言，從早期吠陀讚美詩中首用以來，就依這種優美的方式細煉。它經過精心雕琢，以透露出容易形成咒語的細緻聲音和共振。一個字連接到下一個字的方法，延續了冥想共鳴的根基，讓注意力能被磁鐵般的吸引。事實上，念誦本身的經驗被認為是一種瑜伽境界的體驗。

誠如許多古代文化的教義一樣，梵文的讚美詩通常以韻文或韻律組成，以便於記憶，也是代代相傳教旨的一種方式。時至今日的印度，背誦和念誦傳統的梵文文本，仍被視為是神聖的修行，它繁盛的連結了古代瑜伽哲學的文化，因為在念誦文本時所進行的靜觀，自然地播下洞見的種子，從而引發對文本訊息的應用。

堅持練習，誠實省視內在

經典瑜伽的各種傳承，是成千上萬的人歷經數代，探討自己對現實之直接體驗的同時，反思心智運作方式的結果。一個源自古老傳承教旨的美妙之處，在於其過程能自然而然地豐富理念。透過諸多的實踐、實驗、反思和交流，個體和整個流派都能持續發展。隨著時間的推移，不同流派的修習因大勢所趨而衍生了真正的互動和詮釋，也細緻了每個人的技巧、語言和理解的廣度。而修習中通用或共同之模式、及其所支持的教旨，往往也被派系之外的人，以令人不舒服方式攤開來、更新和澄清。

本書的目的，不是讓你過早地成為一個折衷學派的人。不是要混淆你對可能遇到的各種各樣的瑜伽哲學、傳承和練習，也不是要讓你成為一個躺椅上的開悟者。相反的，它是讓我們所有人都放慢一點，以便我們潛入探究該主題，而不是在表面上滑行，從這一派到那一派。

我們的目標是教旨的核心。透過堅持與深入，我們發現每個有效流派的核心寶石，最終是個面對自己的邀請，就如同我們面對現實一樣。有個關於一個人挖井的精彩故事。他往下挖，挖了約兩百公分，這是非常辛苦的工作，他找不到水，於是他從自己挖的小洞裡爬出來，往前挪了六百公分，又鑿了個洞。但挖了約六百公分後，他又再放棄，向另一個方向移動六百公分，然後再次開鑿。這種情況一直持續，一直持續，他始終沒有找到水。

躁動的自我也是如此追求瑜伽，尋求改善自我形象的裝飾，與讓自己感覺更好的新方式，但迴避生命的真實面。當派系或其修習變得困難時——這正是進入實相的切入點——正是在這個危機點，你真的必須放下偽裝，繼續挖掘以深入經驗。而往往也正是此刻，我們傾向於放棄練習。我們轉向「更好」的老師或「更有趣」的學派，不堅持與審視內在的功課——學派之目的和教旨的初心。當然，如果老師（或學派）在困難的時候沒有完成他或她的堅持練習，那麼可能是時候找個不同的老師了，此一明辨識——知道何時堅持與何時放下過去——是好的瑜伽練習所教導的一部分。

探究連結，直接體驗存在的本質

大多數的瑜伽傳承，旨在激勵我們從自己獨特的情境中，準確地挖掘深井。透過深掘，我們可以直接體驗此時此地正在發生的事情。這就開始了對純意識之真實本質和心智功能的醒覺。有一種全然解脫和釋放的味道。

放下強迫性地尋求自由的衝動，我們擺脫了對世界無常之樣貌的認同。我們不再將自己與身體和自我形象牽扯在一起，這使我們能夠以全新的方式欣賞自己和整個自然的世界。無論我們的心智受到哪門傳承的吸引，無論對我們有用的是遠古、中世紀或混合而成的瑜伽形式，只要我們能深入挖掘直接體驗的本質，這就是起點。如果它允許我們在自己獨特的情境中，進行實際的行動和真正的探究，我們就熱切的遵循。於此同時，要注意心智的自我功能，如何將任何的實踐、傳承或偉大的起點變成一種逃避、分心、甚至政治的議題。一個真誠的瑜伽練習可以讓我們免於這一點。

當我們最終開始挖井並深入研究時，檢查圍繞這些傳承中出現的元模式（meta-pattern）是很有用的。元模式將一個形式或模式與其背景串連，然後再將該背景連接到另一層的背景。所有模式共通的特性，是沒有一個絕對或終極的模式。在我們正常的感知過程中，我們所意識到的一切——特定的對象、感知、覺受或思想——實際上都是一種模式，都非堅實與永恆不變的。我們心愛的狗，我們因失去朋友而感到的悲傷，我們對自己作為老師或父母的定義，甚至是我們脖子的疼痛——這些都是我們感知模式的一部分。透過仔細的觀察，我們發現在任何被感知到的形式之下，都有其他未出現的形式。一個我們理解或知道而視為完整的形式，實際上是它所構成之複雜底層整體的表達。

我們的狗是一種進化的馴養動物，是一個特定的品種或混種，一個朋友，一個神奇物種，一個保護者，這些僅是心智中少數幾個相融而成所謂「我的狗」的模式層次。無論我們正在體驗什麼，形式本身的背景，往往隱藏於其中，彷彿與其他一切的事物分離。但透過對任何感知形式的持續觀察和長時間的沉思，我們最終可以看透形式本身，並辨識出形式所處的背景。遲早我們會看到任何特定形式的構成，都是其背景模式的獨特組合。

例如，當我們觀察海水膨脹，我們可以將這種模式識別為波浪。我們知道波浪實際上不離海洋，但是在我們擴大感知之前，海洋和波浪仍被我們認為是分開的兩種截然不同的形式。如果我們容許心智得到釋放，波浪分離於海洋的定義邊界可能會消融，我們就可以很容易地看到最初似乎是兩種不同形式的結合。在認出這兩種「分離」形式結合的瞬間，我們會自發地從自己存在的核心，體認到驚鴻一瞥的深刻洞見。

在這種特定形式的轉變中，認出宇宙內部和外部各面向所在的底層網，我們體悟到萬事萬物的相互連結。特定的表面形式（即波浪）是心智創造的模式，作為快速有效地理解所感知的一種方法。但是，當我們放下自己依條件而立的形式，去體驗連結之元模式的包覆和滲透，我們的理論和公式（甚至是模式底層的本身）就會暫停並消溶成警醒、開放的智慧。以這種方式與當下連接，就揭示出我們存在的本質。

學習以全新的視角看待已知

練習瑜伽時，我們探索這種元模式涵蓋並滲透所有感知的觀念。許多哲學傳承早已對這個生命息息相連的觀念富有深思，而研究大多數傳承對這個觀念的經典文本，也催生出洞見。許多傳統的瑜伽練習，有形的賦予了對生命所有層面相互滲透之非比尋常的體悟，這種清晰而深刻的領會可能是獨一無二的，因為它是我們身體內部形式和概念相互滲透的直接體驗。事實證明，人體，你的身體，是理解和體驗這種元模式概念的理想場域，我們可以稱之為互連矩陣或瑜伽矩陣。

在一般的日常生活中，我們的注意力投射於外在的世界，以便理解我們所感知的事物，使我們能夠快速輕鬆地導航體驗。通常，當我們觀察身體時，我們會借由相同的濾網和理論來看待它。我們可能將其視為一袋裝滿骨頭和血液的皮膚，或者是連續不斷令人窒息、痛苦的挫折，以驗證我們對他人和自己的所有悲慘看法。我們可能只關注身體的一個部分——我們臉的形象、或是肚子、大腿、神經系統、肌肉組織——而排除所有其他面向。

透過持續的瑜伽練習，所有我們可能捏造出關於身體是什麼及我們是誰的不同觀念，最終都會成為我們冥想的對象。當我們保任在觀察之中，愈來愈深入地挖掘我們的井時，我們開始一路地看穿自己所創造的各種感知形式。穿透了我們關於身體的理論，我們被引入自己身體核心的實際體驗。我們能夠看穿構成主觀意識的深層情緒和模式，我們也能識破將身體本身物化的概念。我們看到皮膚、骨骼、器官以及所知之一切身體的概念，實際上只是在文化中公認的形式，以便理解所謂「人類」的特殊顯像模式。

透過這種實踐，我們發現人體遠遠超過任何關於它的理論。在冥想中，身體被體驗為一個開放的意識矩陣，而理論、思想和感覺透過它來來去去。這也許是瑜伽傳統中最精緻、最美妙的面向——藉由自己的身體，我們學習了解宇宙。

透過了放慢一切來做到這一點，好像在說：「等一下，我們將用全新的眼光觀察，用開放的耳朵傾聽，在所有更新的感官覺知中，透過身體、從體內、以身體的角度，了解這個正在呈現的生命之謎。」這樣我們就可以暫停對身體的所有批判和結論。一次又一次地，以全新的眼光仔細檢視所有對身體已知的理論和模式。

在這種懸止中，我們就被深層和終極未知的矩陣——開放的智慧，神祕地支持著。我們的感受、思想、感覺和情緒，揭示了直接體驗與整個潛在模式世界的相連性。當我們允許自己全然地感知當下正在體驗的任何事物，而不執著於感知，同時也不拒絕它時，這種了悟的過程就會自發性地萌生。隨著我們在瑜伽練習中變得更加熟稔，我們學會了深入感知，不創建一個我們（和他人）必須相信是真或假、好或壞、安全或不安全的「故事」。

最終，我們不會相信自己的故事情節，也不會執著於它們的結果——我們不會堅持或拒絕它們。我們學會了覺知自己重要又真實的深層感知，但更重要的是，我們認出自己的感知形式是通往矩陣的門戶，將我們與其他的一切緊密相連。

瑜伽矩陣：無條件的愛與支持

矩陣（matrix）的意思是「子宮」。它來自母親（mother）這個詞，它暗示一個巢穴，可以連接和維持一切。

無論您的練習是什麼，無論您的想法或體驗為何，所有這些都孕育在稱為瑜伽的矩陣中。矩陣的本身沒有動機或慾望，但它允許其中的一切完全進化，以便找到它的伴侶和它的互補，得到實現。就像母親以無條件的愛支持和養育她的孩子一樣，這個矩陣允許萬物生長、繁榮和開花，也允許萬物死亡或消失。透過這種方式，所有事物都發現了自己，也確知了它們與萬事萬物的關係和相連性。無論從何時點開始瑜伽練習——順道一提，我們必須從自己實際所在的點開始——這個矩陣就將為我們而開，我們發現可以愈來愈深入地進入自己的直接體驗，就像挖掘一口井。

我們看到每一種哲學立場和每一種練習，都是所有其他哲學觀點和所有其他類型練習的組合。我們體會到任何的哲學或練習，都嵌套於瑜伽矩陣中更複雜的交織模式裡，在那裡沒有任何主導者，而當純淨明光顯現，就揭示出矩陣本身的潛在本質。體驗了這種洞察的過程，我們不僅會了解相連性，也會了解我們所見之任何顯相的暫時或無常性。最終，這種了悟來自包括自己的身體和所有我們所愛的人的身體。

從身體和心智上理解一切皆無常，對自我結構來說是可怕的。面對這個現實，我們自然會產生大量的執著、懊悔和迴避。但是，藉由對這種強烈情緒進行仔細的冥想觀察，透過觀照所浮現的恐懼狀態，以及對於厄運和毀滅的理論，它們就也在觀照中打開了背景。透過這種方式，無條件的愛和絕對支持的背景就被揭露了，這正是開放心智的真實本質。

培養觀察力

這份覺知使我們即使面對無常也能保持平靜，滋養對他人的愛，即便是對我們可能並不完全了解的人。我們可能無法理解或控制他人，甚至可能不喜歡他們，但我們仍然可以無條件地愛他們。同樣地，這種與所有事物息息相連的深刻體悟，使我們能夠接受世界的多樣性和複雜性，無需在狀況中不斷地分析和插入自我。我們體驗到此刻賦予我們的整個宇宙，它是一個偉大的喜樂存在，其本質是純意識。

這聽起來可能有點理想化，甚至可能無法實現，但它實際上非常簡單，透過深入如是地觀察所生，就能自然發生。透過瑜伽練習，我們學會培養這種觀察力，觀照眼前的事物，最終這份練習會轉化而滲透到生活的各個層面。我們磨練心智專注力的技巧，使它集中在任何被照亮的感知模式；無論我們在思考、感覺、感知、表達什麼，都成為冥想的標的。

透過關注當下正在發生之任何事情的模式——它可能是我們通常視為悲慘或神經質甚至狂喜的模式——透過讓心智在那裡休息，我們找到了理解其下之整體的途徑。藉由這種冥想的方法，我們正在觀察之事物的背景，就被揭示出來，並且很容易地，沒有焦慮感的，我們感知背景相連網絡的純意識，它已示現為我們所觀察的任何事物。

很明顯的，在我們注意力中似乎非常分離的一個點，實際上與它直接的背景交相滲透，而這個相同的背景（也可能被視為是分離的）融入它本身的背景中，依此類推。當瑜伽姿勢的練習做得好時，我們能深刻的從身體上體悟這一點。當對相連性的理解能穩定於體現中，促使心智愈來愈深的滲透到各種背景層中，在那裡我們的感知甚至覺受，對我們而言皆是神聖的、無法解釋的和美妙的。

當我們能夠以這種方式欣賞心智的內容時，無論它是完美的還是不完美的，我們都暫時停止了將自己直接的經驗，簡化為關於它的理論的習慣。就像當我們看著冰山一角並直覺它是一塊巨大的冰塊，隱藏著巨大的底部，我們也可以辨別瑜伽的深層矩陣，它永遠是新的，永遠是神聖的。

感知連結性

透過我們的感知的一角，從練習和呈現在我們面前的直接世界揭露出來。我們也意識到，這些觀點（冰山之頂或冰山之下的東西）都不比另一個更好，也不可能沒有彼此。透過持續的瑜伽練習，我們逐漸學會在不同的視角之間輕鬆的切換——我們經驗的特定視角和普世共同的視角。這種觀點的流動性，使理解的深度和豐富性遠遠超過任何單一觀點所能提供的。

同時從全局和特定角度看待事物，聽起來比實際上困難得多。想像一片茂密的森林。如果你靠近任何一棵樹，你就會對整個森林有一個獨特的看法。森林的本質是樹木從內部隱藏其整體，當您身處其中時，您永遠無法看到整個森林。你可以飛到森林上空，看到它是一片綠色的、有質感的大海，但即使這樣的視角實際上也並不完整，因為從那麼遠的地方，森林中任何一點的細節都無法被察覺，所以從某種意義上說，森林中的每個視點所給你的豐富的「森林」味道，比從上面觀察整個樹叢時的感覺要生動和真實得多。「森林」味道的本質是神祕的。置身森林是如此的平靜和令人著迷，是因為大多數的觀點都是隱藏的，對你來說是神祕的，但在森林中，你的觀點是如此的驚人。

就像坐落在森林中一樣，良好的瑜伽練習揭示了一種安全感，它源自於洞察力——我們所觀察到的每一件事，它既是我們獨有的，同時又與我們之外的所有事物的共同結構相互連結。

讓當下現實自由的開展

在印度神話中，據說因陀羅神有一張幻網（net of illusion）或「瑪雅」（maya），祂將其投射在眾生之上，以束縛或解放他們。這個網被稱為因陀羅的寶石網，因為在網格的每個接合點或連接點，都有個美麗的寶石。這個網絡的比喻顯示，迷和悟是同一現象的兩面。當無知和自大占主導地位時，網絡錯誤地使一切看起來都是分開的。在我們努力擺脫這個網絡的過程中，我們抓住感官的對境，這使我們變得愈來愈糾纏不清，因為這些對境實際上並沒有與其他一切分離；他們只是看起來如此。

如果你有幸聆聽有關實相和幻相本質的教義，你就可以仔細觀察

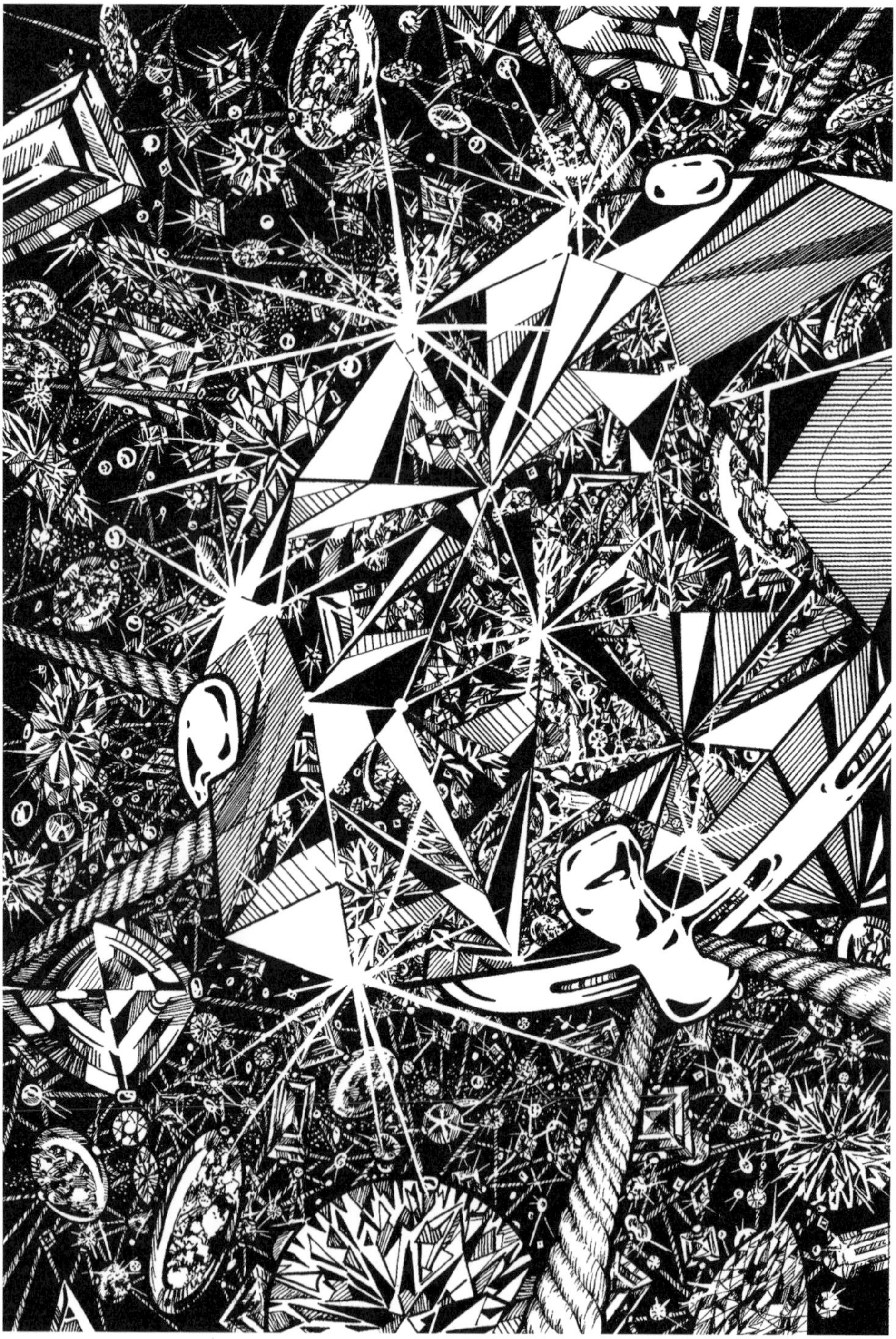

網絡本身。如果是這種情況，一旦將網罩在你身上且你來到網格中的一個交叉點，查看在那裡找到的寶石的各個面向，你就能夠看到所有其他連接點以及網格中的無數的寶石。因陀羅網的整個圖案包含在每個點或寶石中。

看到這一點，人們就會明白，從任何角度來看，所有經驗和存在的真相都可以被發現。同時你可以看到，事物彷彿分離的表相是一種錯覺，而你意識到沒有必要的逃離你的位置與你在網絡中的觀點；相反的，你變得明智，你看穿了自己的幻念。同樣地，瑜伽練習在我們自身的經驗中，揭露出一個寶石般的感知網絡。在練習中，無論你的心智走到哪裡，如果你把那個感知——就像網絡中的一顆寶石——作為你冥想的對象，那麼你的意識就會自動轉化為洞見的種子，它反映了內在更深層次的意識和慈悲，涵蓋在直接經驗之整體網絡中。

透過對自己感官觀察，以任何一點都包含其中的洞見為背景，其他的一切都會變得如水晶般的清晰。如果你以這種方式禪修任何心之所生，一種巨大的愉悅和滿足感開始湧入你的覺知，你會發現就像生活在一個不斷自我更新的、開放的、神奇的、新鮮的純淨體驗中。你對最簡單的感覺或最平凡的日常體驗的感知，可以將您帶到無限的深度，也真正揭示出瑜伽核心之所在。

以這種方式融入瑜伽的核心是一種誠實的行為。它是一門謙遜的藝術，也是真正敬畏和欣賞生命過程如實的藝術。

當我們允許我們的感官、智慧和身體，不受自我形象或任何類型的目標或動機等的影響而展現，瑜伽就揭露了它的本身。透過這個開放和擴張的過程，我們發現自己沉浸在一種罕見的自由形式中，體驗到我們意識中每顆寶石更加燦爛的光輝，因為它反映在我們自己的意識網絡中的每一顆其他寶石上。

我們愈冥想這種相互滲透的模式，它的相連性和深度的神祕感就愈容易接近和友好，這使我們能夠放下和放鬆，知道在極其古老與自我更新的傳承之網格結構的支持下，我們可以躺在瑜伽這個矩陣的吊床上，讓現實開展，而不受自己層層疊疊陳見的干擾，也沒有自己慾望的阻礙——它自由地展開，暢通無阻。

因陀羅寶石網

因陀羅的寶石網，代表了當智慧被淨化後我們能體驗宇宙的方式。在網絡的每個交點都有一顆寶石，寶石的每個面，都反映了網絡裡所有其他寶石。這是一個以每個點為中心的宇宙，而我們在每個點中也找到整個宇宙。從這個視角，我們不再有自我分離的幻覺，不再試圖逃避。看到每一個「事物」都是它背景的組合，而心智所到之處，那個地方就是至高無上的場域。此網無內無外，沒有任何單一的中心，也沒有凌駕一切的觀點。每個中心和每個觀點都包含了所有其他的中心和觀點。

第二章

以身心作為經驗的場域

maṇi bhrātphaṇā sahasravighṛtaviśvaṁ
bharāmaṇḍalāyānantāya nāgarājāya namaḥ

向神蛇（Nagas）之王致敬，向無限致敬，向曼荼羅（maṇḍala）的持有者致敬，他數以千計的罩型頭鋪展出宇宙，頭頂鑲嵌著絢爛耀眼的珠寶。

神話中的龍王（Nagarāja），本章題詞之咒語的對象，據說有一條尾巴和無數個頭，並被觀想為所有在創造中顯現之事物的背景支持能量。你的房子所在的土地、房子的地基、桌下的地板、喝水的杯子等等，直到你發現某個毫無用處的東西——所有這些都是這條龍的面向。

一切的支持，提供的服務，以及利他無私的存在，都是合格的龍王。

覺醒的內在呼吸，是熟練瑜伽士的心智休憩所在，亦被認為是此擴張之龍能量的一個面向。衍伸至瑜伽練習，那些支持和幫助練習者身體的事物，也被視為和體驗為龍王。傳承邀請你觀視你的練習空間、瑜伽墊、瑜伽磚、瑜伽繩或蒲團，皆是該神蛇的化身，有鑑於此，龍王頌歌被用來聖化瑜伽體位法練習的空間和地面。

唱誦，是修行的起點

我們經常從梵誦開始瑜伽，這可以為整個練習設下正確的背景，特別是如果我們能沉思該誦詞的含義。此外，唱誦讓身體將吸氣和呼氣順暢地連接在一起，能喚醒內在的瑜伽過程。當聲音自動從口腔中的上顎反彈，在頭骨內產生共鳴並在全身之核心處迴響時，唱誦的振動也會刺激內在的覺知。這些振動的感覺被認為是唱誦練習的基本面向。

因此，許多聖歌以「嗡」（oṁ）的聲音開始和／或結束，當它逐漸變成輕鬆的音調「嗯」（mmm）時，它很容易產生迴響。「嗡」的聲音向前傳播，然後沿著整個上顎通過口腔返回，在母音的完整頻譜中流動。它從嘴唇穿回流過嘴巴，行進至軟上顎的後方，振動就自然地在腦下垂體下方之鼻竇後上方的拱頂處結束。振動的終點稱為明點（bindu），字譯是「微滴」。逐漸減弱的「嗯」音，被稱為「隨韻」（anusvāra），意思是「流動的延伸」。

在印度思想中，隨韻的明點被認為是令人愉悅之甘露的來源，當受到刺激時，它會滴落並浸透我們所有的感知和體驗。與隨韻相連的通體感受，非常類似於良好瑜伽練習結束時的體會。唱誦時，我們發現當隨韻之音逐漸減弱時，我們自然而然地被引入一種善良和慈悲的感覺中，我們也發現，這個唱誦的結束點，亦是所謂的瑜伽練習起點。

與這個甘露點連結的感覺，類似於享用美食時可能有的體驗，或是讓你從內在產生深刻共鳴、呼應你自己對美感的體驗；當美學的感受得到滿足時，我們很自然地會陶醉在「嗯嗯」的享受裡。唱誦在全身創造了共鳴和深刻的感受，當我們感知到連結自身的直接體驗與其背景的元模式時，這些感受能促進我們體會最初的敬畏感和釋放感。如果能讓自己融入因唱誦而喚醒體內的感受，我們就能在智慧和善良的背景下開始自己的瑜伽和冥想練習。

有了這種最初的滿足，我們個人的慾望和需要開始消散，而每一個覺知的對境，都成為我們修行的起點。

身體，是媒介也是體驗的場域

老實說，我們開始學習瑜伽的目的，通常是為了減輕痛苦或尋找快樂，或者僅是為了獲得一點愉悅。我們進入練習可能是要放鬆，或者是因為我們的背部錯位了，我們感到沮喪，我們的膝蓋受傷，或者我們只是想分散注意力。然而，隨著我們的繼續，我們重返瑜伽的原因開始改變。我們發現練習解決了我們最初的問題——最初帶我們進入練習的慾望，但隨後似乎在一系列的偏好的串連中，使更深層次的問題、慾望和啟發開始被揭露。

「啊，首先我要處理這個，然後我會處理那個，然後是這個……」

直到我們終於明白，雖然我們用身體來體驗瑜伽，但練習的目的不是治癒我們的疾病或滿足我們的慾望，也不是放鬆或刺激。儘管瑜伽可能會暫時延遲身體無可避免的腐朽，但它最終並不是為了療癒身體，誠如它不是為了讓我們變得美麗，也不是讓我們一旦了解身體僅是皮膚與感覺的無常袋而放棄身體。相反地，瑜伽的路徑，是一條透過直接體驗深刻、清晰、開放的覺知，以解開所有痛苦類型的根源。最終，我們發現吸引力源於這份自由解放體驗的喜悅感，這份喜悅在我們所有其他慾望的底層，並率先將我們引入修行的境界。

在瑜伽傳統中，身體被認為是我們練習的工具、感知的樂器和體驗現實的媒介；我們透過自己的身體了解世界。

我們作為具身物種的處境是令人震驚的。在我們個人的經歷中，我們對整個世界的看法極其有限。我們每個人都位於特定的地理位置，在這個特定的歷史時點，透過眼睛、耳朵、皮膚、鼻子和嘴巴接收和處理訊息。看起來好像我們見證了很多，但實際上，我們在整個世界的遼闊中，只是一個微不足道的視角。我們整理所收集的訊息，賦予意義，編造結論，推導理論，並想像各種事物，試圖了解世界，形成關於我們和他人是誰的想法，並假設這些方面與宇宙的相關性。作為體驗的一部分，所有這一切都是自然而然地——通常是無意識地——一直在我們自己的體內發生。

哈達瑜伽的體位法和調息法練習，藉由專注於體內相反模式的電流，我們開始認識到這個非凡的身體即是我們全部體驗的基礎。直接體驗世界的場域，端賴這個有限的肉身。從細微的感覺到空間的投射，我們在心理上無論遠近的投射和經驗過去、現在和未來的事件、各生命體和世界。當我們在瑜伽姿勢中明智的安排和移動身體時，產生的感知、覺受、思想和情緒，成為我們練習的平台，而它們所有複雜、無常的模式和細節，能帶領專注力進入自然、深度的冥想中。

體位法練習，挖掘更深層的揭露

在《光明點奧義書》（Tejo Bindu Upaniṣad）中有一句著名的經文，說到一個確實的瑜伽姿勢，流動於了無間斷、自發性的冥想中，暗示了瑜伽體位法促進身心的整合。

體位法練習不是折磨身體，也不會導致心智散亂；相反地，體位法引發愈來愈多內在的細緻化。具正念、集中的專注力，被用來創造動態的、順位的形式，而這個同樣的心智，也被用來觀察通體所現的微妙之處。在一定程度的冥想中產生了姿勢，而細緻的姿勢則回饋了輕鬆流動的冥想。如此的專注行動，使身心內部的感知、技巧和評估等，來回切換於相對的模式間，然後將這些對立面結合並擠壓在一起，使練習製造出豐富的汁液。就像擠壓一個柳丁，你會得到顏色鮮豔的液體、健康的飲料、極佳的氣味、和沉浸於美感的愉悅，如同瑜伽的體位法，其效果是深刻而多面向之「活力」（juice）的體驗。

在哈達瑜伽練習的背景中，我們從肉體所擠出的是強大的智能或靈丹妙藥——即對身體之真實本質的洞見。

因良好的瑜伽練習而得到啟發的體驗，有趣的等同於在古代吠陀祭祀中擠壓神聖的蘇摩（soma）植物。梵文中的 soma 一詞是指靈藥或花蜜。（巧合的是，soma 在希臘語中的意思是「身體」。）靈藥蘇摩是一種能強烈影響精神狀態或引起幻覺的藥物。將其清洗、切碎，並在精確的儀式中榨汁後，吠陀祭司會縱情於這個飲料。其效果一定是非同凡響的。吠陀讚美詩的章節中，特別是《梨俱吠陀》（Rig Veda）的第九章，都頌揚了藉由吸收這個植物汁液所帶來的力量和狂喜。至今，到底是哪種活化精神的植物或蘑菇，儘管它生長在更高的海拔，仍沒有人能確定這個神聖植物的身分。

在吠陀讚美詩和整個印度神話中，蘇摩被認為是甘露；所有的神祇、女神和賢聖都讚美並尋求蘇摩。喝下蘇摩之後（在儀式行進中），人們會唱吠陀讚美詩，優美細膩地表達其迷幻的意象和豐富、韻律的詩歌形式。這些樂曲以迷人、深沉、迴響的吠陀梵語朗誦。正統派認為唱誦讚美詩的本身，就是一種瑜伽練習的形式，因為唱誦的行為使唱誦者精神振奮、專注和警醒。吟誦並專注於讚美詩中呈現之思維的實際深度，與其所衍生的深刻意象，再加上靈藥的影響，可使祭司們深入洞悉文本的含義。

在瑜伽的過程中，我們藉由身體，就像吠陀祭司藉由神聖植物來製造靈藥的甘露一樣，透過練習體位法，我們實際上是將身體扭轉以絞出甘露或瑜伽靈藥，它讓我們直接浸潤於心智的真實本質中，最終也進入了宇宙的本質。心智的表面過程並不難看到；它一直在發生中：它是我們的結論、符號、理論、我們理解和對待世界的方式。然而，為了萃取精髓並找到真相、意義和幸福，我們必須堅定持續的深入挖掘，在纏繞交織的身體深藏核心，找到心智的過程。這種身心連結更深層的揭露，正是我們練習瑜伽體位法時所發生的。

以呼吸開啟覺受，更融入瑜伽矩陣

瑜伽練習的另一個重要的身體面向，是調息法（prāṇāyāma），調息法可以擴展呼吸的模式，然後解開受限之內息——生命能（氣，prāṇa）——的束縛。

氣的概念不僅僅包含我們呼吸的空氣；它是一種智能，將整個身體的感受組織成模式，然後將這些感知和覺受模式呈現給我們的意識。透過將專注力集中在這種被稱為生命能的呼吸形式上，我們觀察到在身體中出現的感受，只是振動的覺受或生命能本身。我們追踪呼吸的末端，觀察從吸氣到呼氣再返回的變遷；我們愈來愈能覺知到體內生命能模式的內部運動。

最初是呼吸，然後是感受和感覺，都成為我們禪修的對境。

因此，無論你的瑜伽練習僅包括：坐禪、誦經、體位法還是調息法，你都會發現身體本身就是一種媒介，透過它你可以發現相互關聯的覺知途徑，從而獲得直觀的洞見。任何形式的練習都能產生洞見，即便只是一瞬間，也許是在唱誦「嗡」的聲音結束時，或是在體位法中讓雙足沉入大地，或是在調息法中品味呼氣的結束。任何練習中的每個時刻，我們都可能在身體核心內體驗到一種共鳴感，讓思緒融入其背景，引導我們直接體驗此時此地。

因此，身體上的瑜伽練習給了我們一些可以即時觀察的材料，它可立即採用，是有形的、廣泛的，彷彿無窮無盡的，但最重要的是，它讓我們扎根於當下，因而無法否認無常性。無論所生起的為何，悉皆放下，同時保持穩固根植於身體，能引導我們洞察的經驗，也正是這個原因，瑜伽傳統都珍惜和尊重涉及身體的修行。一旦我們藉由這種方式身體進入瑜伽矩陣，每當我們品嚐到直接體驗之實相的本質，心就會滿足。

隨著我們繼續練習，並浸入這個直接的起點，我們就愈來愈能相信也能更容易融入當下的過程。隨著心智變得益加滿足，與愈發無需確認所感知的一切形式為恆久不變的，我們開始直覺並實際感覺到無論心智在哪安頓——任憑是在思想、概念、感覺，還是情緒——那個特定的點都反映了它的整個背景。

正如因陀羅網中的一顆寶石，反映了整個相互連接的網，同樣地，心智所休憩的任何點都被視為所有身體、所有心智、所有創造的輝映。這個洞見，讓我們一再地從我們所處的位置開始練習。

透過姿勢，無設限地理解心智

許多瑜伽的入門練習揭露了瑜伽的這個深刻過程，而對於瑜伽新手來說，在他們的第一堂課中就對實相有驚鴻一撇之洞見的情況也並不少見。然後，當然，洞察力迅速而自發性地結束，誠如它的來臨，而我們多年來也一直期待著同樣偉大的感覺能出現。但是就像在瑜伽中一樣——在生活中，就此而言——體驗當下，它不是一件你所做的事情；它是該事情就這麼發生了。

你「做」這些練習，於是在洞見的靈光乍現之際，你有足夠的醒覺能注意到它。因此，我們一次又一次準確的從我們所處的位置開始練習。例如，山式（samasthitiḥ）是一個瑜伽姿勢，你只是簡單的雙腳併攏站立，校準聆聽身體的中軸。從外部觀察者的角度，它甚至可能不像是瑜伽的姿勢，但實際上，山式是一個很難做好的姿勢。Sama 的意思是「平等」，sthitiḥ 的意思是「站立」。在這個姿勢中，我們最終平等的站立，重量均勻地分布於左右與前後，重心落在後腳跟前緣之間的鉛垂線上。腳趾根部張開，眼睛找到一個穩定、柔和的凝視，使專注力穩定並均勻分布的圍繞垂直的中軸。

這很像站在旗桿上——一個實際的（也並不推薦的）瑜伽練習。為了維持山式，你必須非常注意你正在做的事情。你的意識必須是聰明而靈活的，因為在姿勢中，當你自然地開始從體內的鉛垂線左右搖擺時，你會自動開始創造補償性的肌肉運動模式，把自己帶回到中心。大多數的時候我們會過度代償；先朝著一個方向擺動，然後再以相反的擺動進行校正，而這又需要另一次反校正，依此類推。我們最終會繞著中心軸擺動，就像豆類植物左右彎曲一樣，隨著一根線盤旋而生。瑜伽姿勢為我們的專注力提供了一個領域，以便我們識別並明智地應對正在出現的模式。

在山式中，我們可能會觀察到我們過度代償的傾向，或者看到心智無法專注於姿勢，或者發現呼吸變得淺薄或斷斷續續。我們觀察的細節不如我們實際上堅持完成任務重要；觀察——糾正，觀察——糾正，使用技巧和反技巧，然後容許所有一切呈現，沒有結論、投射、接受或拒絕等的干擾。

心智的作用與自我的誕生

從身體作為修行領域的觀察中，我們逐漸開始看到心智、身體和呼吸產生時相互關聯的過程和模式，而這也使我們能夠進入非常深的冥想狀態。身體上的練習，無論是簡單如山式，還是更複雜的如進階的後彎姿勢，還是複雜的呼吸練習，都提供了一種體驗，讓我們認出身體就是整個體驗網絡中名副其實的寶石世界。身體上的練習，成為我們觀察自己的自然智能與現實交互過程的手段；它先往一邊漂移，然後再回過頭來往另一邊捲曲，總是繞著軌道、盤旋著，愈來愈接近在我們的意識領域中，試圖結合相反模式的理想。

這種智慧的形式，是所有不同瑜伽傳統和瑜伽練習的核心，它反映為身體的基本過程和生命本身的基本過程。

心智在洞察純粹存在之本質的過程中，提供了廣闊的經驗領域，而專注力的焦點可以停留在這些領域。但是因為我們必須用心智來觀察自己的念頭，所以觀察這個特定的經驗領域可能極具挑戰性。心智的功能是呈現事物，組織，製造符號，將事物命名，歸類，再歸類，再重新組織。事實上，心智的存在是為了安排所有值得注意的東西，無論是在它所創建之類別的內部還是外部，並「理解」這一切。

無論我們的想法、懷疑、恐懼、理論或對現實的想像等等，在無盡的可觀察材料中為何，客觀地觀察我們自己心智的領域，會是一項艱鉅的任務。正是這個用來創造模式的心智，這個通常對其假設之背景場域沒有覺知的心智，我們必須觀察它的模式、場域和假設。這就像眼睛試圖看到它本身。

自我（ego）於是誕生，它崇拜這個難題，並在心智的過程中茁壯成長。這是因為，在本質上，自我是純粹的意識（可以比喻為純淨、開闊的天際）和意識的內容（雲或任何出現在天際中的東西）之間的混淆或打結。自我被稱為 cit-acit granthi。Granthi 的意思是「結」，cit 的意思是「純粹的意識，純淨的覺知」。Acit 的意思是「無意識的東西」或在當下湧現的原材料——即我們覺知到的東西。當我們混淆純粹的意識與心智的產物，就會產生心智的結，而這種混淆正是自我的來源，在瑜伽傳統中，自我被視為是我們與宇宙脈絡分離的一種想像。從更個人化的層面上而言，當我們想像自己脫離身體結構或心智所感知的一切時，當我們認為自己與天地萬物分離時，自我就會急切地突然出現。

小我，在瑜伽中解脫

當心智將我們的經驗識別為具有中心，或是認為有個獨特的「我」分離於所經驗的對境時，自我就會顯現出來。這個精神上所建構的小我，被感覺為我們存在之真正價值和幸福的標準。我們發現這個難以捉摸的自我，會因對確定性的需求而茁壯；因此，即使在初衷良善的瑜伽練習中，如果我們將練習的任何層面轉化為已知的公式，小我就很容易浮現。

小我拼命地想要這樣做，因為它的全部的功能就是將一切，包括整個瑜伽傳統，簡化為一個它可以掌握和明確知道的公式，以便說：「我知道了！這樣我就不用做了。我已經去過那裡，做過那個了。什麼是下一個？」它想縮減真相；它甚至想把上帝貶為一個簡單的偶像，以便能夠說：「我明白了！」。透過這種方式，小我能至高無上的統治萬事萬物。

當然，這是自我墮落的延伸，而一個健康、有益的自我，能為我們提供了參考點，以便開始觀察並保持身心與環境的健康關係。但眨眼之間，扭曲的自我準備主宰身體、心智、所有其他人，並最終統治所有創造物，這是每個狂亂自我的最終目標，正如歷史一次次地向我們展示出的，它能造成一些問題與禍害。

因此，在我們的瑜伽練習中，我們必須一次又一次地向小我的智慧做富於悲心的奉獻。我們必須以這樣的方式修行，讓自己洞悉身心的結合、吸氣和呼氣的結合、扭轉和反扭轉的結合，才能體驗自己融入我們自然感知的背景——所有我們認為與自己分開的。

小我存在，讓我們可以從所處的背景中分離出來，而我們的修行，變成是將小我的神聖結，奉獻給它在身心中的根源，以便小我放鬆、平靜，而使我們的自然智慧浮現。於是，分離了「我」與「非我」的結，混淆了純意識與無意識的結，開始解開。但這是在持續的練習中，非常複雜也須謹慎對待的層面，因為心智和小我都如此渴望且無休止地習慣跳入、組織、分類和「知道」，以便繼續前進。

例如，身體遠遠超過心智和小我所傾向編造的理論和地圖。我們的理論，我們所知道的身體模式，在一定程度上是有幫助的，但它們必須被釋放，以免它們變成結，而我們也困在自己行動、思考或與世界互動的方式上。理解和分類很重要，但在適當的時候放下這些組織工具也同等的重要。

正如我們都知道，當我們看地圖時，地圖實際上並非它所代表的領土，同樣的我們也知道，心智和小我所造作的並非全景。地圖非常有用；沒有它們，你可能會迷路，但沒有地圖可以描述整個領土。試想你將創建完美的地圖。如果你有這樣的地圖，它將包含所有內容、所有的道路、巷弄、山丘和山谷。事實上，完美的地圖不僅是一張街道地圖，而且是地誌圖，最終會像領域本身的沙粒配置一樣的詳細和神祕。你會擁有世界上最完美的地圖，但你不能把它折疊起來放在你的手套盒裡，所以它很難使用。這就是地圖的固有問題——它們很棒而且很有用，但沒有地圖是它所代表的領土。

同樣地，瑜伽並不是小我對全能的追求，雖然小我可能讓我們這樣相信。相反地，瑜伽解脫了小我尋求全能的這個永無止境、永不完全的使命。矛盾的是，通往這種自由的道路，在於能夠繪製一條通往知識、力量以及與我們環境之相互關係的理論路線，然後一次又一次地在創建另一張地圖之前將其消融，以達到總是更加細微的理解層面。

瑜伽練習中的洞見與悖論

所有練習的本質——無論是體位法，調息法，冥想，或哲學研究——都是框架和重新框架。這個來回辯證的過程，使我們能夠體驗藉由實踐而觀察到的任何事物之普遍性或元模式。退後一步，我們可以看到，這種練習既是對正在發生之事物的觀察，也是一種對觀察之框架的放下。如此一來，當我們堅持修行，它就會帶我們更深入地趨近觀察對境的本質。這個本質之基，具有圓滿的相連性、開放性，也正是純粹覺知本身的本質。

最終，這就是所有瑜伽練習所做的：練習打開了我們身與心的核心，肚臍的根部，以及我們心智內部深藏的運作，真正的內在甘露。練習帶來對存在之真如本性的洞悉力。這種洞見的實現，藉由畫一個圓圈和擦除一個圓圈，透過所觀察的對象設下構圖框架，接著後退並重設構圖框架。這類似於任何人在思考問題時所做的事情，但它更具洞察力和專注性。

在某些時候，我們放下任何類型之框架的製作，對境本身就能如是地發光，不涉及任何概念性的覆蓋或實踐。每當我們練習瑜伽時，我們很快就會遇到一個悖論。即無論是我們的咒語、我們的上帝觀念、我們的神聖空間、我們的完整系統，我們對任何事物的專一奉獻或專注等等，都無法容納它自己。方法、對境、框架有助於專注力的集中；它視情況而定，是一個便利的臨時性工具，但它不能框定自身，因此成為一種障礙，就像一個小的自我或偶像，需要被持續看穿。想像一下，你被亂扔的塑膠垃圾袋（太多概念、類別和技巧的象徵）所困擾，因此你決定將它們全部撿起來塞進一個大塑膠袋中。然後你還是有一個塑膠袋。你用它做什麼？下次將塑膠袋塞進塑膠袋時，問問自己這些問題：「這個塑膠袋是所有塑膠袋的袋子嗎？我如何把它塞進它自己？它可以容納自己嗎？」每當我們開始執著於心智中的任何一個公式，或者我們在實踐中堅持任何一種技巧（允許自我與其建立特殊關係），我們就會遇到這種自我參照的悖論。

悖論之所以出現，是因為最終我們發現我們的想法或技術並不完整，而另一個觀點正在背景中出現。每當悖論出現時，就是個產生洞見的絕佳機會；遇到洞見被認為是非常殊勝的，雖然我們並不會總是覺得舒服。透過堅持不懈的瑜伽練習，你最終會發現練習背後所隱藏的奧義，或許藉由困境的喇叭聲在覺知中向你提示；然而，往往正是在那個時候——當我們遇到一個悖論時——我們從自己的實踐中退縮。我們將注意力從面對困境時所出現的感覺、思想和感受轉移，或者是我們尋求另一種不同的修行，以免於面對悖論的奇蹟。

對瑜伽練習某些層面的迴避和依戀模式自然會出現，它們通常反映了我們生活中其他方面的類似模式；迴避和依戀我們與他人的關係、食物、我們的工作、金錢、社會、政治、哲學，甚至我們的審美品味。

觀照內心

瑜伽練習的價值之一，是它教導我們觀察的技能，觀察練習時在身體內出現之思想、感覺和感受的核心模式。漸漸地，這種觀察技能會擴展到我們生活的其他領域，我們變得善於觀察事物的變化。最終，我們會注意到迴避和依戀的核心模式，這些模式在我們做的一切中造成困惑和痛苦，但我們沒有對它們做出反應——沒有抓住它們或推開它們。慢慢地，瑜伽練習揭示了我們存在之複雜織錦背後的根源模式，因此我們處理所做一切的方式，以及我們與世界的關係，都會受到練習的影響。

每當我們想到世界或他人時，我們都是透過自己的身體所現出的覺受。這不是立即顯著的，但如果你以冥想的方式進入你的思緒，它就會變得清晰。把身體的核心想像成一組用於幻燈片放映的圖像，這些幻燈片不僅是我們看待事物方式的圖像，而且還化為現在我們移動、說話和行為的方式。透過我們的覺知或意識的力量，我們將各種核心感知模式的幻燈片投射到世界上。發現這種投射原理的能力，與我們對各種身體感覺之吸引或排斥的傾向有關，該能力是一個寶貴的工具，可以幫助我們理解世界是透過我們所組織的「幻燈片」給予了我們，也是由我們創造的。

例如，如果你看過音樂家，你可能已經注意到，當他們深入音樂時，大多數人都有其獨特保持的身體模式，以便真正專注於聲音。有些人把舌頭從嘴邊伸出，有些人咬著嘴唇，做出奇怪的表情，或者開始瘋狂地踏足。這些外在的身體表達正在固定一種身體的覺受模式，以支持音樂家的心智焦點。而另一些不太明顯的方式，我們都曾這樣過：緊張時在街上閒逛，感到大膽時放聲說話，感覺承受不了時全身癱瘓，或者在爭吵時咬緊牙關。練習瑜伽時，我們培養了集中專注力的能力，因此當進入各種身體上的姿勢時，我們開始注意到身體慣性保持的模式，就像我們可能觀察到音樂家在表演時保持其身體模式一樣。

舉例來說，你正在練習瑜伽的扭轉式。在深入姿勢之際，你的注意力下降，你觀察到身體和心智中正在發生的過程。你也可能開始探索你經常做的不同動作，以及你對該姿勢所構成的理論。你來回攪拌這些想法、感覺和感受，就像用老式的手動攪拌器混合牛油一樣，把它們折成姿勢，然後用你的思想把它們拉回來，再將它們混合。當你練習這個姿勢時，你可能會開始體驗到不熟悉的感覺，那些深埋在你體內的深層調節模式。你可能會對執著或是排斥任何正在升起的感受。

感受印記，發現表面下的暗流

這些習慣性的模式和感受被稱為印記（saṁskāras）。Sam 的意思是「收集在一起」，而 kara 指的是活動、行為，或者在這種情況下，它指的是製成的東西或模式。印記是子模式，它們被聚集在一起而形成通用模式，然後保持在身體內部。我們的自我結構與這些無意識的配置密切相關，任何良好的瑜伽練習都會將我們帶入自己的印記；進入慣性的最深處。我們大多數人在面對自己的印記時，最初的衝動是拒絕它：「什麼都可以，就是這個不行！」我們的衝動是盡可能快快地朝相反的方向逃開，而不是面對與處理慣性的感知和反應方式，因為我們長期的反應方式是如此的熟悉和舒適。

從某種意義上說，我們的印記是相當實用的，因為它們允許我們對感知做出處理與反應，於是對於觀察和評估任何新出現材料，就無需用太多的能量和智力。我們往往是習慣性的動物，每個人都有獨特的看待自己和世界的方式，這些方式可能很久以前就已落定了。這些感知模式形成於我們對特定事物的執著，因為我們相信自己需要或想要它們，並拒絕我們認為對自己沒有用或是會造成傷害的其他事物。

在我們身體的核心深處，常常有一種焦慮感在意識體驗的表面下沸騰著，肇因於我們對什麼是好或壞、對或錯、需要或不需要的陳見。發生焦慮，是因為對實際之所生的真實感知正現於當下，但它被我們慣性的感知模式——我們的印記所染色。因此，我們生活的大部分時間都在避免焦慮的暗流，因為我們將幸福（或悲劇）的面具掩蓋在更深層的實際覺知——此時此刻——之上。透過練習，我們學會觀察這些被心智迴避的習慣所掩蓋之短暫焦慮時刻。

覺知心智的波動

我們觀察的內容可能是美妙的、光明的、快樂的，也可能是絕對的悲慘，但我們仍然堅持並以開放的心智和胸懷觀察它。這是修行的基礎；我們單純的訓練自己觀察心智的呈現，即波動（vṛtti），無論它是什麼，無論它何時飄入我們的覺知中。

在體位法、調息法和冥想練習中磨練這種觀察的技巧，我們最終會發現這些練習比我們最初想像的要深得多。我們發現，遠比進入一個非常深的後彎姿勢，或者屏息五分鐘，或者背誦整個古代文本，更重要的是具有清晰觀察力。藉由練習我們注意到，在我們將心智的模式投射到身體和世界之前，我們愈來愈能熟練地注意到心智的內容物。

最重要的是，當波動浮現時，我們觀察它們，穿透感知印記的陰霾，見證實際之所生。以這種在任何瑜伽練習中皆不可或缺的「即時」觀察，我們慢慢開始突破最根深蒂固和最私人的制約條件，因為這些形式使我們陷入不健康、無效和不愉快的生活處境。當我們完全理解自己受制約之感知世界的條件，就如同我們被夢境所困擾一樣，也理解這些制約是體內的物理模式，隨著時間的推移，已植根於我們的肉身與最深層的肌肉組織時，突破就會發生。

一旦我們直接體驗到自己的心智和身體之間的這種密切的連結，就可以放下它們並重新調整身體，並接受所發生的一切，而不是慣性地對它做出反應，從而可能錯過體驗它的本質。清楚地觀察波動——即心智的直接的呈現——於其所生之際，不接受或拒絕它，對身體內根深蒂固的模式有深遠的影響。藉由讓無礙的覺知之光照亮我們所感知的任何事物，我們的印記就逐漸地失去其制約性，我們不再無意識地識別存在之核心深處的任何感受，而心智所呈現的慣性感受就成為催化劑。這個過程以一種令人振奮和愉悅的方式解開我們的經歷，釋放了我們一生中積累的所有緊張、焦慮和殘缺的經驗。

這個過程之所以有效，是因為當我們觀察某事物時，我們會給予它空間，這意味著我們暫停了對於了解它、包裝它，或將它與其他事物進行比較之不斷的渴望。瞬間，我們釋放了從標籤中感知到的任何東西，因我們會自動地——習慣性地——給予標籤，以便快速繼續並避免在它整體的存在中體驗它。當我們給予某物空間時，我們就在實踐仁慈的生理學，也正在提供慈悲的結構。

這是一種尊重任何標的物的態度，並尊重其產生的情況。當我們以這種方式關注所生起的材料時，我們就創造了所謂的 tapas 或「熱」。這不一定是物理熱能；它是一種隱喻的燃燒狀態，是對心智或感知中真正發生之事情的覺醒。當人們第一次體驗「熱」時，往往會感覺不舒服，有種急欲擺脫這種情況的慾望，因為它是如此真實；就好像生命的邊界正在被火所吞噬。

但是如果我們堅持觀察練習，如果我們在「熱」首現的關頭不逃跑，那麼我們對事物不斷變化的實相，就能有驚人的洞見。我們不僅在概念上理解這一點，而且還可以體驗到這種轉化原理的印象；我們透過身體最深的覺受來感受它，直入身體的核心。以這種方式感知變化，然後在面對當前情況時採取有意識地行動，我們就能釋放自己的印記，不是拒絕它們，而是欣賞它們的本質。

透過這種方式，我們學會以更完整的方式與任何出現的事物互動，無論是舊的思想或感受模式，還是全新的感知。反而言之，若我們的行是無意識的、被印記所驅使，我們最終會盲目地抓住世界上的事物，我們會有輕率或不當之舉，從而加劇和放大（或避免）我們的問題。

讓身體成為開放意識的殿堂

當我們練習瑜伽的觀察並密切關注某事時，清晰和輕鬆的餘韻，能在呼吸中辨識得到，也能實際的從身體中感覺到。它類似於你在努力理解某事而最終「懂了」所可能體驗到的感受，或者你在某事上一直欺騙自己而最終承認真相時的感受；這是一種自由、開放、清淨和喜樂的感覺。當我們密切關注事物的出現時，我們會體驗到這一點，因為我們是感知是直接的，而不是透過想像事物如我們想像或希望的樣子而扭曲的觀察。

簡單、清晰的觀察，使我們能夠突破我們自己的層層堆疊的編造、陳見和慣性感知。當我們的印記暫停時，我們不會因為投射與真相之間的緊張而感到焦慮，而會體現一種深刻的輕鬆感；實相之餘韻的美好感覺。這真的很簡單。

隨著我們持續瑜伽的修行，我們發現有時我們能夠在不受慣性模式影響的情況下進行密切觀察，並且我們也能意識到那些完全受到身心舊習慣所驅使的時刻。漸漸地，我們訓練身心都保持清醒，並且一點一點地，使自己擺脫那些讓自己沉悶和困於痛苦的例行積習。我們培養清晰的觀察力，而不是鐵腕般的壓制因為印記而驅使的衝動。對事物出現時的習慣性反應是一種完全自然的狀態，因此所謂的練習和功課，變成是觀察它們出現時的模式，並在我們自己內部培養不反應、投射或覆蓋陳見。

我們可以立即使用自己的身體，成為意識的實驗室，一個探索我們存在之真相的場域，因此，就形象上而言，我們的身體成為了開放意識的聖殿。

第三章

哈達瑜伽的過程：日月合一

suṣmnāyai kuṇḍalinyai sudhāyai
candrajanmane
manonmanyai namastubhyaṁ mahāśaktyai
cidātmane

向中脈（Suṣumnā）、昆達里尼（Kuṇḍalinī）和源自於月的甘露致敬。
向祢，這個無念（Unmani）之心、向偉大的創造勢能（śakti）、向無內容物的純淨覺性致敬。

——《哈達瑜伽之光》（Haṭha Yoga Pradīpikā）
第四章六十四節

本章開頭的題詞是一連串的禮敬，首先向中脈致敬，中脈是沿著身體中軸的通道，被視為上師。經文接著向昆達里尼致敬，它是沉睡的、盤繞的純意識能量，甦醒時會穿流過這個中央通道。

下一個禮敬是獻給 sudhā 或甘露，它從頂輪（sahasrāra）底部的月亮或頭頂的千瓣蓮花輪流出。頌歌向淨化了心智、解脫了概念心之架構的人致敬，最終禮敬至上勢能（mahāśakti），即宇宙之偉大力量和大我的純淨覺性，或純淨的本性。以這種方式觀照中脈的覺醒，就是修習哈達瑜伽的全部目的。

練習瑜伽時，我們喚醒了身體。我們將心智集中在不同的感覺領域，喚醒身體的核心，反而言之，身體也讓我們體會深刻的覺受。這就是身心連接。

每當我們深刻的思維某事時，我們就會在體內創造一種物理模式或感受的組合，使我們能夠維繫該思緒。藉由這個過程，我們將外部世界的某些事物與自己身體深處的特定感受和核心感覺連結。在這個有些隨心所欲的過程中，我們下意識的將兩者相連，並持續地黏著。這有點像帕夫洛夫式制約（Pavlovian reaction）的過程——我們離開家多年後，走進母親的廚房，開始流口水。因為身體可能會逐漸變得遲鈍和麻木，因為舊有的抽象化概念、過往的慾望和恐懼，或是從前的經歷，已經固著於我們身體的感覺模式。我們開始相信這些模式是真實的，而無視其與早期經歷或想法的關聯性。發生這種情況時，這些停滯的模式會繼續產生卡住的想法和固定的反應。我們的思維受到限制，我們對直接感受和感覺的覺知變得如此收縮，以至於我們的身形變得乾癟枯萎，沒有展現出真正解放的潛力。

喚醒沉睡的身心連結

以身體的種種練習為基礎，哈達瑜伽系統用細齒梳檢視身體——拉開不同的內部感覺和感受，喚醒整個領域和全光譜的覺受，這些覺受可能已在身體深處休眠多年。漸漸地，我們能夠分開自己的印記（與過去相關的停滯覺受模式）並回應此時此刻的覺受。

從腳趾尖到手指，從脊柱而上，穿過頭頂，都運用這種明辨的方式。我們發現當練習瑜伽時，所有這些敏感的領域——它們就如花蕊細絲般的穿透整個身體——通體喚醒；每個思想，每個心智的活動，都透過身體核心的這些敏感纖維傳播。

我們緊握和移動身體的方式，反映了感知模式的歷史、對世界的想法、身體內外領域之心理地圖的繪製，動作的模式以及所衍生反應。肉身體現了我們的精神和情感歷史，只要它活著，它就提供了功課，甚至提供了從精神混亂中找到自由和理解的契機。具意識的瑜伽體位法練習，是一個身心的迷你劇場，向專注的人傳授體現和智慧的真理。

例如，初學者首先按照簡單的說明練習三角式；即「雙腿張開約一腿長。右腳向外轉，並與後腳腳跟的前緣對齊。吸氣，抬起雙臂，然後吐氣，右臂延伸並旋轉骨盆，這樣您就可以將手放在右腳踝附近的地板上，或者用中指和食指勾握右大腳趾。」

這些口頭上的指令雖然準確，但在真人示範或至少是繪圖或某種插圖的情況下，能發揮更好的作用。困難是顯而易見的：即便有人指導，技巧的傳達還是很複雜的，而更具挑戰性的，是傳達它必須如何讓智慧與技巧合作，以使體位法成為冥想和洞見的透明源泉。每個轉向、每個螺旋、每個延伸，最終都必須透過反轉、反螺旋或屈曲來緩和；有時是強力的，有時是細微的。每個指令或技巧，在正確的時間，都需要一個相反的指令或技巧，以達到開放性和平衡性。

具正念的觀察，一直到三摩地能自發而生的境界，是可以在體位中逐漸培養的。我們練習，以便於心理層面上關於技巧的理論、對所屬派系和政治的依戀、甚至為了證明有神論或形而上學理論的需

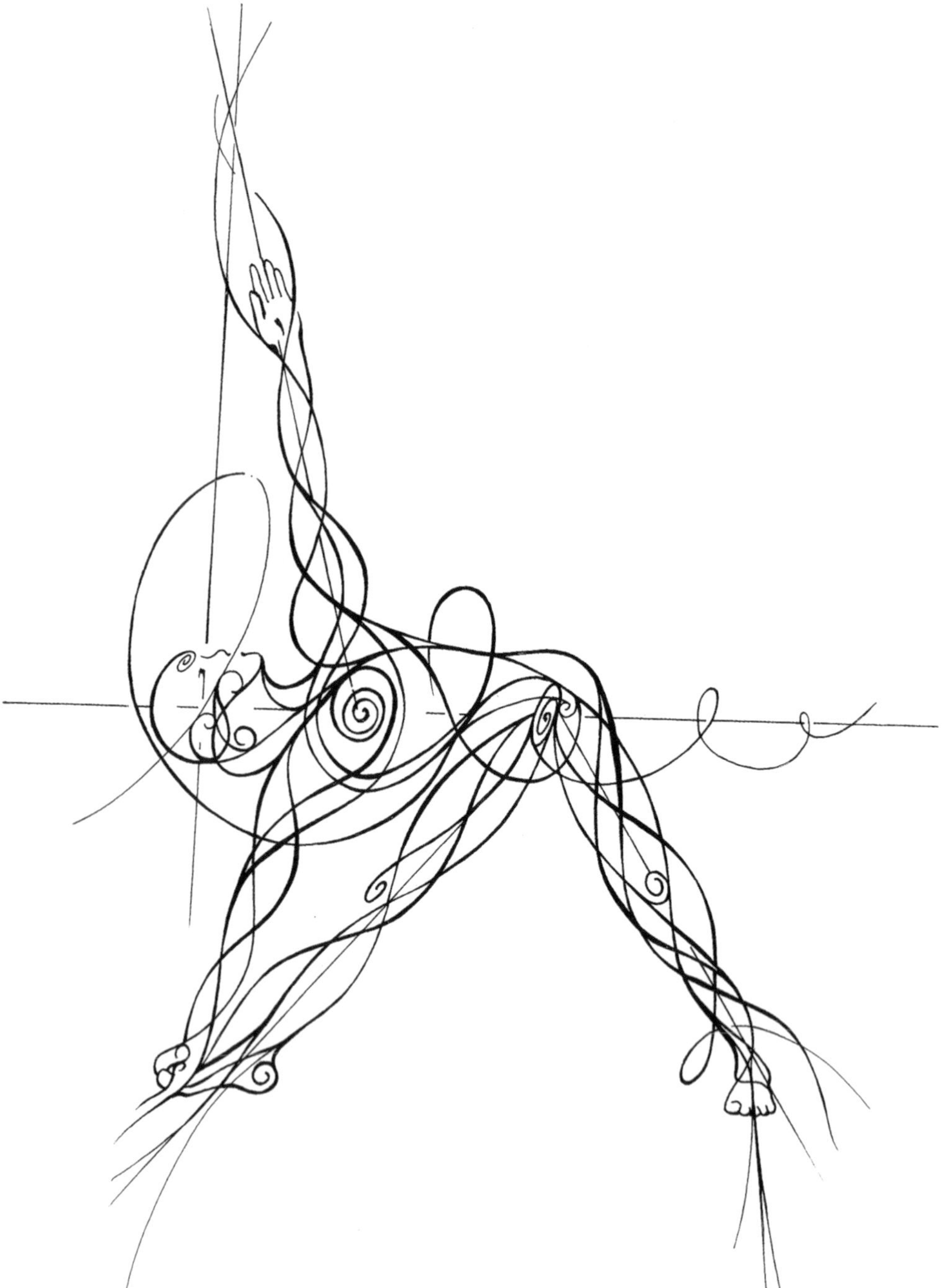

要等等，都可以被公正地觀察與辨認其背景脈絡。體位法練習的細齒梳，能帶出過去和現在之錯誤感知的纏結，並體會它們在身體深處的固守模式。

三角形式

三角形式（trikoṇāsana）有許多相反的結構性運動和力量，它們一同聚集以喚醒骨盆底之協調的智慧，骨盆底的中心在密宗傳統中以三角形代表。向內旋轉的螺旋模式往外輻射，與控制呼吸的上行氣有關。向外旋轉的螺旋模式往核心收縮，與控制呼氣的下行氣有關。上行氣和下行氣是平衡的、相互連接的，並被擠壓在一起，形成了內在的、冥想的姿勢運動。眼睛在柔和的凝神（dṛṣṭi）中變得穩定，耳朵是開放的，為身體所有的元素給予空間。當姿勢處於良好的順位，就容易追溯出穿越頭頂的身體中軸，而姿勢本身及其餘韻，則有利於深度的冥想。

心智與內息的共振

我們所說的順位，是許多層面上對立的持續平衡和交相滲透，從完整呼吸之整體波動中的肌肉運動模式開始，並通過愈來愈微細的身、心各層面而活動。順位，是智慧的穩定火焰。透過良好順位的體位法練習，我們將認識到感覺、感受與呼吸的緊密相連。據說，心智與內息，就像兩條串連的魚一起游動；當心智以特定模式移動時，內息之魚亦沿著身體的核心而移動，同時觸及深層的感覺和感受。同樣的，如果內息之魚以某種方式移動，它會刺激或喚醒心智中相關的思想或想像模式。

這兩條魚之間的聯繫，形成了我們用於瑜伽練習的基本公理：

對立面的結合。一種魚被稱為氣（生命能，Prāṇa）或內息。氣是我們將感覺和感受塑造成可識別形式的方式。另一條魚被稱為心（citta）或心智。據說，當氣或心之一振動時，另一個也同樣地振動。如果我們能覺知氣或心的振動，或者略高一籌的是，如果我們能夠控制其一，就能對另一個有所掌握。

利用心智和呼吸之間的這種關係，是哈達瑜伽最基本的技巧，也是深入的、以身體為導向練習的「祕密」，因為透過形塑和伸展，釋放了呼吸，讓我們可以解放心智。透過哈達瑜伽練習，我們可以實際的開始識別在心智根源的生理過程。當然，造成痛苦的是心智，但這個同樣的心智也允許解脫和自由。藉由將體內的物理呼吸模式與心智的可笑之處分開，我們能讓身與心更具智慧地工作，最終，我們開始邁向痛苦的釋放，而非無明的延續。

上行氣與下行氣在彼此之心

內息，被認為是所有感受、感覺和思想的基礎，是呈現身體內所有經驗的媒介。內息有許多細分，描述出它在體內廣泛的動向和模式，但有兩個對我們的瑜伽練習最重要：上行氣（prāṇa）和下行氣（apāna）。

上行氣有上升、綻放和向外擴展的動向。上行氣模式的直接對立面是下行氣模式，它具有下降、收縮、扎根的動向。（請注意，prāṇa 這個詞既用於描述上行氣的模式，也用於描述內息的一般概念，這有時會引起混亂。）

如果你想像一棵樹，你可以觀想一個類似的系統，相連了擴展模式（與上行氣相關）和扎根模式（與下行氣相關）。深入土壤的根部向下找樹木成長和生存所需的營養。這種向下生根以擷取來自大地的滋養，使樹的頂部具有擴張的能力，讓樹的葉子和花朵暴露在空氣、陽光和開闊的天空中。沒有樹根提供的穩定性和養分，樹頂的擴張是不可能的，而沒有樹上面部分之生命的表達，生根就沒有意義；沒有成長的靈感，推動土壤和扎根的慾望便不會受到刺激。

這兩種模式親密的需要對方。據說，在上行氣的心中是下行氣，而在下行氣的心中是上行氣。他們就像一對戀人——中國道教體系中的陰和陽——在彼此的心中。事實上，它們是密不可分的。類似地，我們能在心智中將上行氣和下行氣的概念分開，以便思考、談論並體驗它們，但就像分開樹根和樹梢僅是為了讓我們的心智能夠理解它們的不同功能，上行氣和下行氣也從來未曾真正的分離。

下行氣被認為居於會陰處的海底輪（mūlādhāra cakra）中，據說它捲成一圈，像果核或種子般儲存在骨盆底的中心點。上行氣被認為居於心的核心，或心輪（anāhata cakra）。我們可以透過追踪氣息的流動來確定呼吸的這兩個特徵，並在自己的體內感受它們的休憩點。吸氣時，體驗上行氣之擴張、上升和展開的模式。如果你完整、緩慢、有意識地吸氣，簡單地觀察內在與氣息的流動，你會注意到該模式從肚臍周圍開始。繼續吸氣，隨著氣息沿著橫膈膜邊緣的流動擴張，上升和擴散的感覺將變得飽滿和廣泛。這種寬敞的格局隨著它上升到心區而增加、擴展和綻放，它經常於此刺激心智，使我們漫遊入思想的領域。

在某一瞬間，氣息之樹在吸氣的頂峰盛開，然後突然間一切都改變了，而下行氣的模式開始接管。呼吸逐漸釋放，與上行氣相關的廣闊感被引入身體核心、下降，隨著呼氣被向下擠壓，並被扎根於身體底部的穩定感所取代，在骨盆底扎根，將身心栓於地。

有意識的經驗吸氣與吐氣模式

了解上行氣和下行氣之關係的有效方法之一，是思維季節。吸氣的開始就像春天的開始，充滿了新生命的潛力，植物萌芽，開花的樹木長滿了嬌嫩的葉子。當花朵或樹木盛開時，它們被興奮的大黃蜂包圍，充滿了樂觀和生命潛力。然後季節開始轉變：夏天來了又去。隨著果實成熟和秋季臨近，樹中的汁液開始回到樹幹中，植物將自己穩固在土壤中，示意了向深處扎根之至關重要的過渡時期。葉子和花朵開始脫落，直到冬天結束時葉子都逝去了，所有的生命力都被深深地埋在地底。過了一段時間，隨著春天的第一個前兆，球莖突破了冰寒的地面，樹木開始甦醒，樹枝的末端現出萌芽的第一個跡象。

這種從擴展到盛開，接著扎根入大地的循環模式，可被視為我們意識的循環模式，亦是我們體內上行氣和下行氣之關係的特徵。

哈達瑜伽的基本過程，即在深入探索這種吸氣和呼氣的關係；在上行氣中發現下行氣的根源，以及在下行氣中發現上行氣的擴張。我們最初透過觀察和培養體內相反的生理模式來做到這一點。當吸氣之擴張的、綻放的模式自然顯現時，我們讓覺知下降到身體和呼吸的根部，到會陰，再到腿和腳，它們是骨盆底的延伸，使我們與相連於地。與其被吸氣時顯現之各種關於「樹」的隱喻分支而分心，我們專注於呼吸的根源。

然後，在呼氣時，當生命能量之扎根模式自然的占居主導地位，我們傾向因呼氣的嚴肅特質而分心，所以讓心智停留在心的中心，使我們對在體內氣息綻放模式的本質，能有所回味並保持覺知，直到我們到達呼氣的末端並重新開始吸氣模式。

當我們無意識地經驗吸氣和呼氣的結合性，我們就失去了與每個模式之本質特性的連結：呼氣時，無視吸氣模式的基本特性，相反地，吸氣時，失去與呼氣模式的特徵。結果會是，在呼氣過程中的某個時點，我們關閉了心，或者在吸氣過程中，我們被其擴張的感覺所淹沒，以至於變得完全不接地氣。

這是由於我們對與呼吸固有模式相關之事物的依戀或排斥所導致的結果：印記被呼吸之綻放或扎根模式的感覺所煽動。出於這個原因，當我們呼氣時，出現一種焦慮感——一種類似於對死亡的恐懼——的壓倒性感覺是完全正常的，因為下行氣模式刺激了與變化和消融之相關的身體感覺。在呼氣過程中的某個時點，往往關閉了心，而體內所有上行氣的生理模式消失。相反地，當我們吸氣時，隨著上升和擴張模式通過身體的某個時刻，我們可能會被擴張的某個面向淹沒，以至於失去了與我們的根和下行氣模式的連結，我們飄走了。我們迷失在自己的想像中，因為在吸氣頂部是如此的刺激。

點燃肚臍平面內的意識

在瑜伽練習中，每當吸氣時，我們始終專注於保持穩定扎根，以免將本質感和「物質性」投射到上行氣感受之樹的尖端。當呼氣時，我們意識到本質在心的核心，所以能容許呼吸之樹的葉子和花朵消失，而不會經歷焦慮或恐懼，以回應消散的下行氣模式。當然，這說來非常簡單，實際做則困難得多，但它總結了我們在學習哈達瑜伽時，甚至是我們體位法的練習時，所培養的精髓。

結合呼吸末端也是調息法練習的基本過程，而調息法與體位法是哈達瑜伽中的基本練習形式。調息法可以解釋為各種呼吸技巧，它們有意識地結合上行氣和下行氣，以釋放內息，使它能開展其真正的解脫狀態。透過調息法練習將意識帶入呼吸，有意識地維繫吸氣和呼氣之過渡階段的覺知，並學習延展呼吸，這在哈達瑜伽傳統中是必不可少的。

據說，上行氣和下行氣的分離是死亡的體驗，而瑜伽則是死亡的對立面；它有意識地結合上行氣和下行氣。透過大量的練習，尤其是在做瑜伽姿勢時，我們學會了觀察吸氣是呼氣不可或缺的部分，而呼氣是吸氣的本有的部分，如此地藉由持續的練習，我們最終會體驗到這兩種呼吸模式的交織和相互作用，是如何影響身心的整個結構。

最終，我們能夠取下行氣模式的本質，穩定扎根，並沿著身體的中軸將其向上拉到肚臍的根部。同時，我們能夠連接上行氣模式，在心的核心綻放，並可以將這種模式向下壓入肚臍的根部。我們學會有意識地在上行氣和下行氣相遇的地方結合它們，以點燃肚臍內平面的意識，創造出強烈的內熱和狂喜的體驗。有些人認為這是進入瑜伽練習內在世界的主要開始。

象神的幽默與啟示

這就是為什麼哈達瑜伽的守護神象神（Gaṇeśa），即象徵喚醒的昆達里尼（拙火）的象神，擁有大肚皮的原因。事實上，從象神的插圖中可以看出，祂的整個身體代表了哈達瑜伽的過程。祂有一個巨大的肚子，環繞著祂的肚臍的是一條眼鏡蛇，就在肚臍處，多頭眼鏡蛇的頭都張開和抬起，象徵著上行氣和下行氣的結合。象神的下腹部被挖出，在眼鏡蛇的下方，以便將下行氣向上拉入肚臍的根部，而祂的腹部膨脹得如此之大，就像一朵花——上行氣模式——開始了它在肚臍底部的綻放。象神的臀部非常開放，而且他非常穩

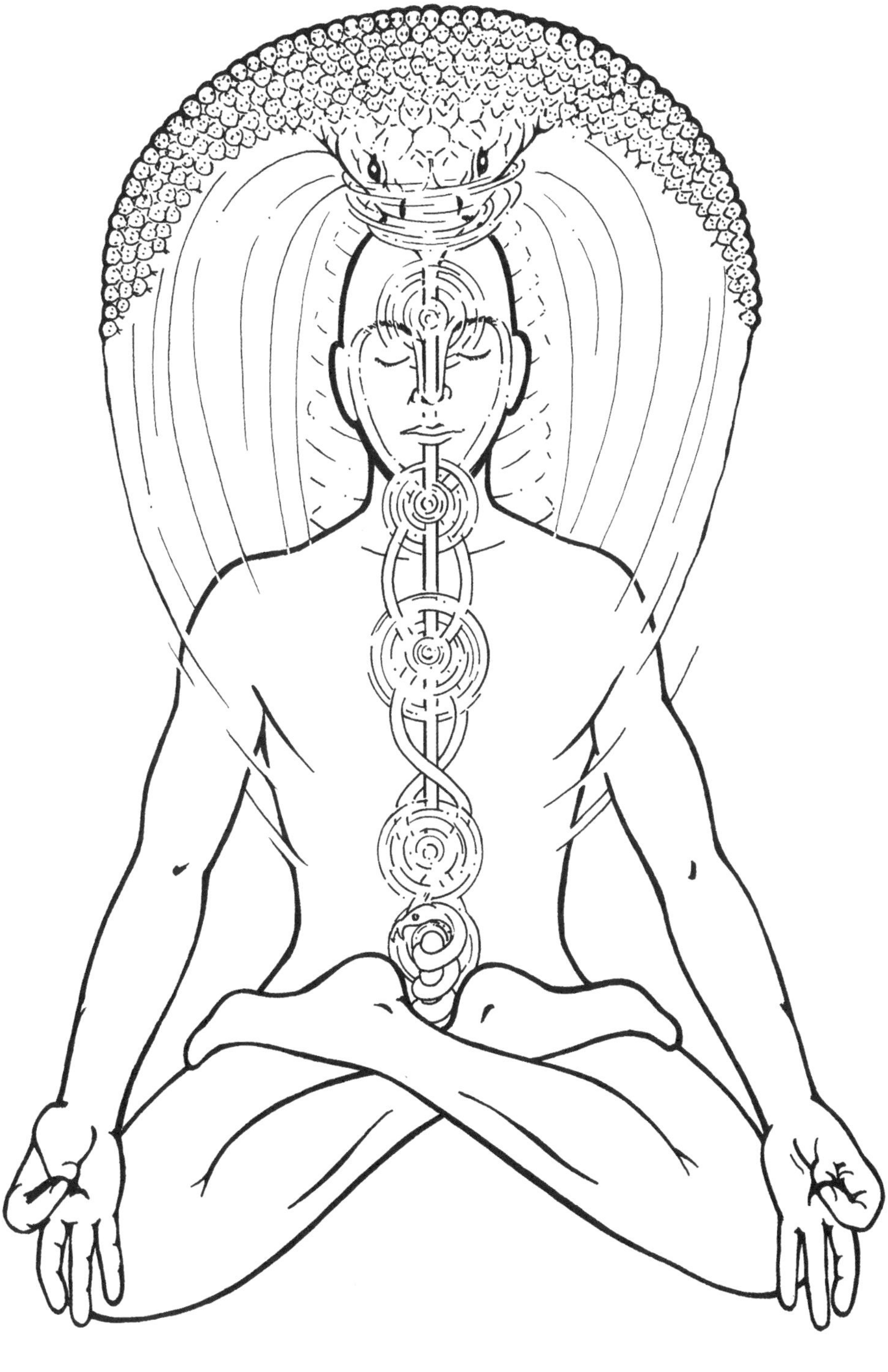

定和堅固，這表明扎根於下行氣模式已經適當建立。祂的象頭有一個特別長的鼻子——用於練習調息法——而祂的大耳朵則有利於聆聽，以便祂在最深的冥想、最深的三摩地中聽到純淨的聲音。

象神也被稱為具有最佳的幽默感，被認為是智慧本身。祂極端的身體形態，教導了勿讓描述瑜伽過程的隱喻流於字面化。畢竟，誰真的有個大象頭？所以象神和我們一起嘲笑自己心智的愚蠢：我們抓住圖像和神話，執著於自己理解的手段並奉為偶像。當我們拘泥於這些符號的字面上的意思時，象神和我們一起笑了，因為隱喻的價值遠比它們字面上的代表更加深刻和豐富。

昆達里尼脈輪

當調息法的練習淨化了氣脈，並讓心智輕鬆地專注於冥想，下行氣就可以通過骨盆底的四個角有力而均勻地下沉。這將先平衡左脈與右脈，然後再透過左右兩脈懸止內息。上行氣與下行氣一同擠壓於臍輪（nabhi chakra），創造出一種內熱，引起昆達里尼展開她阻擋在中脈入口的緊握。當氣開始在這個中央通道內流動時，它平衡的從下方和上方打開所有的脈輪，這些脈輪像花朵般串在一根線上。頭頂上展開的眼鏡蛇頭罩，代表了宇宙智慧之巨大力量的全然開展，它使心智毫不費力地懸止於純意識的自然狀態中。

身體裡的小河

當我們透過哈達瑜伽打開和展開身體和心智時，我們就會與自己的「瑜伽身體」相連，而它可以有多種形式，實際上也非常充滿著想像。事實上，冥想身體內的意象，甚至思細維微身可能會是什麼樣子，是開始研究瑜伽更微妙、更內在層面的好方法。例如，你可以想像呼吸通道就像明亮的管道，從一個中央通道打開成分支，然後返回到身體核心內單一的中央管道中。這是一個常見的意象，用來幫助練習者與氣息內在的流動相連接。在哈達瑜伽中，這些想像中的管子通常被稱為氣脈（nāḍīs）。

Nāḍī 意為「小河」。對於我們大多數人來說，我們的呼吸和能量的小河都被堵塞了。有些河流只有一點點流動，有些根本沒有，有些河流則一直淹沒著我們的系統。換句話說，氣息在全身的微妙流動是不平衡的。氣脈被我們的印記（saṁskāras），我們舊的抽象概念、思想、感受和慾望所阻礙。與這些身體模式相關的經驗——我們的觀察習慣，不斷在我們心智中一遍遍地播放著錄音帶——導致了氣脈內流動的失衡和障蔽。這些阻塞是分離和恐懼的模式，它們會削弱身心之間的聯繫，並導致心智變得遲鈍。這即是痛苦的根源。

哈達瑜伽過程的目標，是簡單地清除了影響脈絡運動之流的任何狀況，以便我們可以在通體獲得均勻而完整的呼吸和能量流動，從而自動喚醒存在其中的本然智慧。

不同的經典瑜伽文本提到不同數量的氣脈；有人說是七萬兩千條，有人說是十萬條，甚至有人說是三十萬條。究竟有多少（或實際上它們是真實的還是想像的）並不重要，重要的是遍及全身的氣脈小河流數不勝數。

所有提到氣脈的文本都特別重視其中三個在瑜伽練習中的重要性：左脈（月脈，iḍā）、右脈（日脈，piṅgalā）和中脈。左脈被認為是月亮通道，據說可以冷卻和平靜，透過左鼻孔的感覺進入。右脈透過右鼻孔的感覺進入，被認為是太陽的通道，可以加熱和活化。從瑜伽的角度來看，氣的這兩個通道也與不同的心理狀態有關，左脈被視為是陰性，而右脈被視為是陽性。據說，當你刺激這兩個主要的脈絡之一時，你會體驗到與該側之氣質相關的情緒和思維方式。

中脈是空的通道，中空的蘆葦，就在身體的核心，它可以透過所謂的「上顎根」而入。從生理上講，上顎的根部開始於位在口腔頂部後方的軟齶，懸垂在該處。這個根部就像一個杯子，直接位於腦下垂體的下方。要觸及上顎的根部，你首先必須將意識微調到上顎。如果你可以將舌尖沿著鼻中隔的後緣向上滑動，你就會來到這個「根」的區域。有時，如果你吃到非常精緻的食物，充分體驗了口中滋味和香氣的融合，你就會自動連接到上顎的根部。當你體驗到深刻的美好，這種聯繫也會自然發生，它自動將你連接到內心深處美感的種子，反射性地喚醒上顎的根部。與身體內這個種子點的連結，使你自然而然地以一種非常柔和和微妙的方式微笑——就像蒙娜麗莎一樣。瑜伽文本描述一朵美麗、明亮、無盡延伸的花，稱為頂輪，或「千瓣蓮花」，起源於上顎的根部，開放的穿越頭頂。從軟齶，向後和向上進入頂輪底部，是進入中脈的門戶。

在這裡，三個氣脈，中脈的中心杖，與左脈（月亮通道）和右脈（太陽通道），形成了一個形象，有點像希臘神話中赫密斯（Hermes）的魔杖（caduceus），纏繞著雙蛇。正如雙蛇環繞著生命的魔杖，以微細、流暢的律動繞著法杖而行，呼吸的相反性質和細微身也相互交織，並消融於中軸。

日脈與月脈

這種內在意象，鼓勵我們觀察呼吸之微細和更明顯的影響。除了影響你的身體感覺之外，氣的流動還會影響你對身體核心的意識，它會影響你的思考類型——是更實際或更抽象——因為它影響不同的心智傾向。

據說當左鼻孔更開放，月脈受到刺激時，你會變得更容易接納；你可能會更加憂鬱，也可能會有本質屬多元化的想法。你或許更能欣賞夜空中有百千萬個太陽或星星的這一個陳述。相反的，當通過右鼻孔刺激太陽通道時，人們相信你會變得更加活躍，而你的視角可能會被單一而非多個的看法所支配。在這種情況下，你更有可能與周圍的世界打交道，以果斷的信心制定計劃。

當然，透過仔細觀察，你會注意到，在你認為自己已經了解呼吸的基本模式及其影響之際，占主導地位的鼻道換邊了，而呼吸的品質，以及你所有關於呼吸的理論，也改變了。這就像太陽在黎明升起時：我們忘記了夜晚星星的美麗和奇妙，我們喝了一杯咖啡，並列了一個清單。端視哪個呼吸通道更居上風，你要嘛變得過於外在導向，要嘛過於專注內在。

真正的瑜伽練習發生在你使兩個氣的通道平衡時，引領內在和外在焦點以及心智狀態，彼此之間自發性的和諧。哈達瑜伽練習的基礎，成為了觀察呼吸流動的變化和平衡的行為，透過轉化的意識模式，以及你對自己和世界之想像方式的改變，你可以追踪它對你的影響。請注意任何如太陽般燦爛的誘惑——誤將你的觀察簡化為理論。取而代之的，是維繫著與呼吸之開放、振動品質的連結，以及和其中的一切同在。

經典中對呼吸與氣脈的詮釋

在印度文本中，許多對呼吸和脈絡性質的解釋，都充滿了類似希臘神話的豐富圖像，例如，魔杖。如果你仔細觀察這些圖像，你可能會發現它們能激發你內在的感覺，這些感覺與透過圖像所代表之氣脈的能量流動有關。當然，它可能不會發生（特別是如果你非常想要它），但你依然可以嘗試，看看圖像刺激身體感覺的想法是否有任何道理。

作為人類，我們有時會對我們的理論、藍圖或概念系統等，感到非常興奮，以至於將自己的概念，疊加到呈現給我們的真實訊息上。你永遠不應該相信任何人所說的這種理論——氣脈代表太陽和月亮，或者它們是陽性的或是陰性的，甚至身體內有所謂氣脈之說。相反的，將這些結構和觀念，視為對自己探索的邀請。如果你觀察自己鼻道中的呼吸流動，你可能會注意到它在一天中從一側轉移到另一側。事實上，每隔一個半小時，呼吸之左右兩側流動的主導地位就會轉換，這是很常見的。你可能會發現比較開放的邊刺激也比較大，而且身體該側的鼻孔和鼻竇通道也有更多的感覺。有時你可能會觀察到兩側合併或消融於中央通道中。

在實驗與理解哈達和密續瑜伽文本中所提出的原理和理論中，你自己的身體提供了方便而豐富的資源。有趣的是，《哈達瑜伽之光》是一本重要的中世紀瑜伽文本，它提出了一個觀點，即不應在白天或晚上做專注於身體之核心的冥想。這聽起來似乎讓你擺脫了困境，好像你根本不需要冥想，但這不是這句話的意思。相反的，它是一種暗碼語（code language），意指若是左脈和右脈失去平衡，你就無法真正冥想身體的核心。

透過專注和持續的瑜伽體位法和調息法瑜伽練習，左脈和右脈自動變得平衡，容許了打開中脈的潛力，以利完全連接到透徹而深沉的冥想狀態。因此，哈達 haṭha（ha 意為「太陽」，ṭha 意為「月亮」）這個詞，指的是日脈和月脈變得平衡或結合，從而打開中脈以利禪修練習。日月兩脈的關係，就像晝夜、或是鳥兒左右翅膀的關係，令人著迷不已。

許多完整的占卜系統和古代醫學，其基礎都建立於相反模式的結合理論之上，例如，身體經絡中的風息流動。許多這些思想體系都相信，當兩個對立模式的其中之一（可能是太陽或月亮通道）占主導地位時，進行某些活動會帶來好運。所有這些都可以被認為是老太太的故事或民俗療法，但誰知道呢？當鼻道中的氣流在任何一側主宰時，感覺、感受、思想和活動會是如何變化，至少是一個有趣的想法和些許可以實驗的材料，可以讓在你自己的練習中進行觀察。

平衡氣息之流

一種常見的瑜伽練習，是刻意地將呼吸一側的主導地位轉移到另一側。這很容易做到；你只需側躺於呼吸流較多的一側，用該側的上臂做頭枕。由於躺臥該側之肩部區域的循環受到限制，於是反射性地導致另一側的鼻竇打開，從而使氣息之流（svāra）轉換了主導地位。該反射是建立在身體之中；這點是相當迷人的。即使你的鼻中隔彎曲，氣流也會在一天中，以及這個簡單的練習中，改變主導地位。由於鼻中隔彎曲，身體的感覺更加微細，因此你必須更加觀察呼吸中的隱秘變化，但你仍然可以控制呼吸的流動並追蹤氣息之流。另一種為身體帶來平衡感的傳統做法，是有意識地連續幾次從一側到另一側切換呼吸流的流動，以使其回到平衡點。

我們發現，當我們做瑜伽的體位法和調息法時，這種平衡會自然發生，在良好的練習結束時，會有一種內在的平衡感，好像呼吸在左脈和右脈之間均勻流動，或者它可能正休憩於中脈。如果你規律的練習瑜伽，但這種平衡階段沒有很快的達到，這可能表示你生病了，但更可能是你的練習不具內在的形式和覺知的徵兆。同樣的，誠如所有的練習一樣，若你培養持續深化的練習，這些就單純的是可觀察的指標，一些意識的參考點。

當你找到了呼吸的平衡，如果你甚至瞥見了日脈和月脈相結合的互補原理，那麼非常有趣的狀況就會開始在海底輪（根輪，mūlādhāra cakra）發生，它控制著骨盆底中呼吸通道的根部。根據瑜伽理論，當我們移除這兩種氣息之流的阻塞障礙，就促進了它們的結合。這種障礙被稱為昆達里尼（kuṇḍalinī）。

這個詞的詞根 kuṇḍa，意思是「盤捲」，延伸為「昆達里尼」一詞，也令人想到在骨盆底之呼吸的底端，一條盤繞而沉睡之蛇的形象，這裡正是上行氣和下行氣嘗試結合的位置。這條「盤蛇」（或這條蛇所代表之精力充沛的感覺）干擾了日月脈交相穿透的關係，也阻礙了它們進入中脈的能力。善巧的哈達瑜伽練習消除了這個障礙，讓呼吸的兩面合而為一，輕鬆暢通地流入中脈，從而使深層次的禪定或三摩地能自發性的升起。這種升起被認為是氣息的解脫，亦可以將其稱為 Prāṇa Devatā，生命能女神，祂被解脫並在中央通道中均勻地流動。

的確，在這些情況下，呼吸是自由的，因為它不再受我們的陳見、慾望以及整個複雜的核心，與緊抓之慣性感受、思想和感覺等等的限制。當生命能找到通往中脈的道路並以此方式解脫時，它會輻射至身體的其餘部分，就像太陽一樣，不斷地散放出光芒。人們還認為，此時，在中軸外圍之脈絡裡的氣息振動停止了。換言之，呼吸變得靜止並集中在中脈。它容許心智安定下來，而穩定了身體的其餘部分（外圍脈絡）與氣相關的感受、思想和感覺的躁動模式。結果是，心智正常之建構世界、解釋世界的活動被暫時中止，心智進入敬畏和純然專注的狀態，集中在我們的中軸上。

就這一點，人們相信內息，昆達里尼，沿著中軸展開並直立——

就像一條盤繞的蛇，在警醒時從盤繞狀態中直立。

調息法的真正意涵

呼吸的這種螺旋和展開的行動，是調息法（prāṇāyāma）真正的意思，它是 prāṇa 和 ayama 兩個詞的結合。Yāma 的意思是「收縮、控制」，而對立面 ayama 的意思是「放鬆」、「釋放或伸展」、「擴張或展開」。

調息法是一種呼吸的練習，在這種練習中，我們延長吸氣和呼氣的長度和平滑度，以發現上行氣與下行氣模式中的任何困難之處。經過一些練習後，調息法變成了一種刻意的暫停呼吸，讓心智變得非常專注和平靜，因為真正使心智流動的，是呼吸的律動。

漸漸地，通過我們的調息法練習，呼吸的暫停或保持會更加的容易和具自發性，也開始對身體的核心產生深刻的影響。直接的結果之一，是脈絡得到淨化，內耳打開，因此我們能夠非常非常深入地聆聽。在聆聽中，我們學會為身心內的所有其他元素留予空間，以便我們可以無偏見地觀察它們。這就是調息法的運作方式；它釋放了限制氣息的束縛，讓呼吸自由。與覺醒之息相關的感覺和感受，有時被比喻為一條非常纖細、美麗的閃電鏈。

有許多相關的微妙、精確和美麗比喻，描述了呼吸束縛的釋放、覺醒的中脈和昆達里尼沿著中軸的活動。一些練習者想像他們偏愛的各種女神或神祇的形式，透過他們的全身而矗立，使他們每一個感覺或心智的延伸，都成為神聖身體的一個層面，直至最精確也最複雜的細節。

因為這些形象，如解開捲曲的蛇和直立於骨盆底部共鳴的神祇或女神，是如此生動和豐富多彩，所以昆達里尼覺醒的概念普遍具有吸引力。心智也很容易理解圖像並執守著它們所代表的想法與概念。

事實上，昆達里尼上升的形象是如此的引人入勝，以至於我們可能過於執著於對它的看法，因此即便我們碰巧遇到它，也仍將錯過它實際的體驗。重要的是要記住，瑜伽的過程，實際上是對事物如是的觀察，而不是將事物縮減為我們對它的理論，或我們希望它應該成為的樣子。昆達里尼是對當下實相之直接體驗的隱喻描述，但如果因為我們受到沿著中脈甦醒之蛇的形象深深誘惑，以至於我們抓住它，把我們的想像力掛在上面，把它放在一個寶座上，那我們將阻斷生命能進入中央通道可能有的真正體驗機會。

接地氣地練習瑜伽

在我們練習瑜伽時，我們會品嚐到這一點——抓握和釋放——在我們偶遇瑜伽所激發之實際體驗的片刻。事實上，神祕的體驗是很多很多人都有的，無論他們是否練習瑜伽。但是，如果他們沒有用情境背景來解釋其經驗，他們不是會忘記它，就是會試圖將它套入自己最喜歡的意象、鍾愛的宗教或解釋系統中，而不是簡單地如是觀察整個經驗。

上行氣和下行氣的結合，昆達里尼的出現，或任何神祕體驗的自發而生，都是存在的每個層面，而瑜伽為其提供了背景，並使其穩定於日常的實際經驗，這樣我們就能變得更在當下、更加真實，也更富慈悲。

在哈達瑜伽傳統中，根據定義，中軸的覺醒是時空顯現的終結。它實際上是尋找心智之最深處、真正根源的過程。有時候，這會在瑜伽練習中自發地出現；心智之外在概念化的正常過程，本能地停止，而瑜伽就在這個時點真正開始起作用。因此，昆達里尼，甚至瑜伽練習本身，可能皆非你所想。

這是因為心智喜歡把它的經驗交給小我，然後小我則欲為私自的目的而包裝它。這是很正常的；每個人都這樣做。如果我們有過神祕經驗，我們可能會將該經驗發生時的心智內容，與經驗的本身，兩者連結並混淆。從狂喜的心境到沉悶的心境，這是一種自然的退化，也一直在發生。當我們第一次練習瑜伽時，我們可能會透過中央通道獲得少量電流，「啊哈！」有一點點的啟發。但是，由於整個脈絡系統還沒有透過體位法與調息法的練習，得到足夠的清理和潔淨，我們對呼吸與中脈的能量律動體驗是轉瞬即逝的。

儘管如此，心智還是會迅速地解釋我們的經驗，並試圖將它帶回到自我的結構中，以便理解它，作為給予它背景的手段。因此，許多人會相信（或興高采烈地聲稱）他們的昆達里尼已經覺醒，因為他們已經嚐到了它的滋味，或者因為他們相信意象是真實的，並且認為昆達里尼覺醒的概念是時尚的，而非他們實有之整合的神秘體驗。有時，如果吾等瑜伽學生發生這種情況，我們的瑜伽老師出於善意，可能會鼓勵我們說，哦，是的，那是昆達里尼覺醒，而實際上，在整個宇宙中的每一種覺受，都是昆達里尼。真正覺醒的徵兆是，人們驚訝地領悟到整個宇宙只是我們稱為生命能的振動，而我們所有的經驗在本質上皆空，也不具任何永久形式，並且與其他一切的事物都沒有分離。

有人說，當昆達里尼覺醒時，整個宇宙都消失了，這聽起來像是識別昆達里尼真正覺醒的好指標。或許理解昆達里尼的更實際和重要的方式，是記住所有哈達瑜伽的練習都是非常真實和接地氣的，因此如果任何瑜伽練習不鼓勵扎根感，那麼它就沒有被正確地練習，也不可能真正的喚醒昆達里尼。

明辨的洞察力

當你練習平凡無奇的日常瑜伽時——深入地觀察平凡的經歷，變得更加誠實和善良——會有一種極大的解脫感。你從幻想中解脫，甚至從以昆達里尼作為你內在升起之蛇的概念心中解脫，並且從以自我為中心的脈輪觀念中解脫。這種瑜伽方法的基礎，在於對無常的理解和體驗。它邀請你進入當下，直覺地知道什麼是真正重要的，這樣你就會本能地連接到一種叫做 jñāna 或「智慧」的狀態。你會體驗到一種明辨的洞察力，在這種感受中，你不會混淆代表某物的字詞或該事物的圖像，與實際上該事物的本身。

例如，你感受所愛的人——你的配偶、你的孩子或你的狗——是個深刻而奇妙的存在，但你不會將你的習慣標籤、你的需求或慾望投射到他們身上。從本質上講，當你體驗到明辨的洞察力時，你並沒有從其背景中抽出任何內容。相反的，你會看到一切，包括你所愛之人等的如是面目，你的感知不會被理論、陳見和期望的疊加所蒙蔽。明辨是一種智慧的形式，可以在意識和知識的各個層面上，體驗到這種心智的銳利感。

當你體驗到這種被稱為 jñāna 的智慧時，它伴隨著的是所謂的 vairāgyam，即完全的不執著。這是因為當事物被視為整體之相互滲透的化現時，你很自然地對所有不同層次的化現都充滿了尊重和敬畏。無論你所感知的事物是在你內心深處體驗，還是根本不屬於你的一部分，這都是真實的。

因此，明辨的覺知和全然的無執，是透過了穩定的內在瑜伽練習，所展現的兩個實際覺醒的徵兆，它們是自然發生的。如果這兩種狀態在你練習時都沒有自然地展現出來，那麼你就有可能被稱為瑜伽過程的一種扭曲的反映。它仍然可以是個壯麗的體驗，但它不是完整的瑜伽體驗，也不是真正的昆達里尼覺醒——整個世界在空虛與開放的覺性中消融。

哈達瑜伽傳統中，使用強勁的技巧來誘導轉化心智的狀態，強調扎根於實相，是個透過結合太陽和月亮的呼吸通道進入當下的過程。這個過程最終會積極地改善你生活的各個方面，它並不如我們的心智想像的那樣難以實現。事實上，它可以而且確實一直自發地產生——即使你沒有練習瑜伽或冥想。每當你有美的經驗，美感的覺醒，或愉悅地欣賞某物的精華或真味時，每當你心存善念，或感受到真正的關係時，這兩種呼吸通道就會自動地合二為一。

從生理上講，有許多訊號顯示你已進入中脈的平靜狀態，但由於感覺很微細，它們可能會來來去去而被忽視。徵兆之一，來自通過上顎後方之柔軟和開放的感覺。這使眼神變得穩定而柔和，也刺激了心智專注，但沒有固守的概念，使心智暫時中止了抓取主動的太陽態度或被動的月亮態度的正常傾向。透過練習，我們可能會注意到這些與呼吸相關的生理和心理狀態，在它們生起時落入中脈，如果我們保持與這些當下的感覺同在，同時觀察自我渴望將整個體驗縮減到可以識別和理論化的材料，瑜伽就開始起作用。

我們可以放下並簡單地欣賞任何正在發生的事物，認識到一切事物總有兩個面向，而我們不同的感知模式，通常只是同一根棍子的兩端。

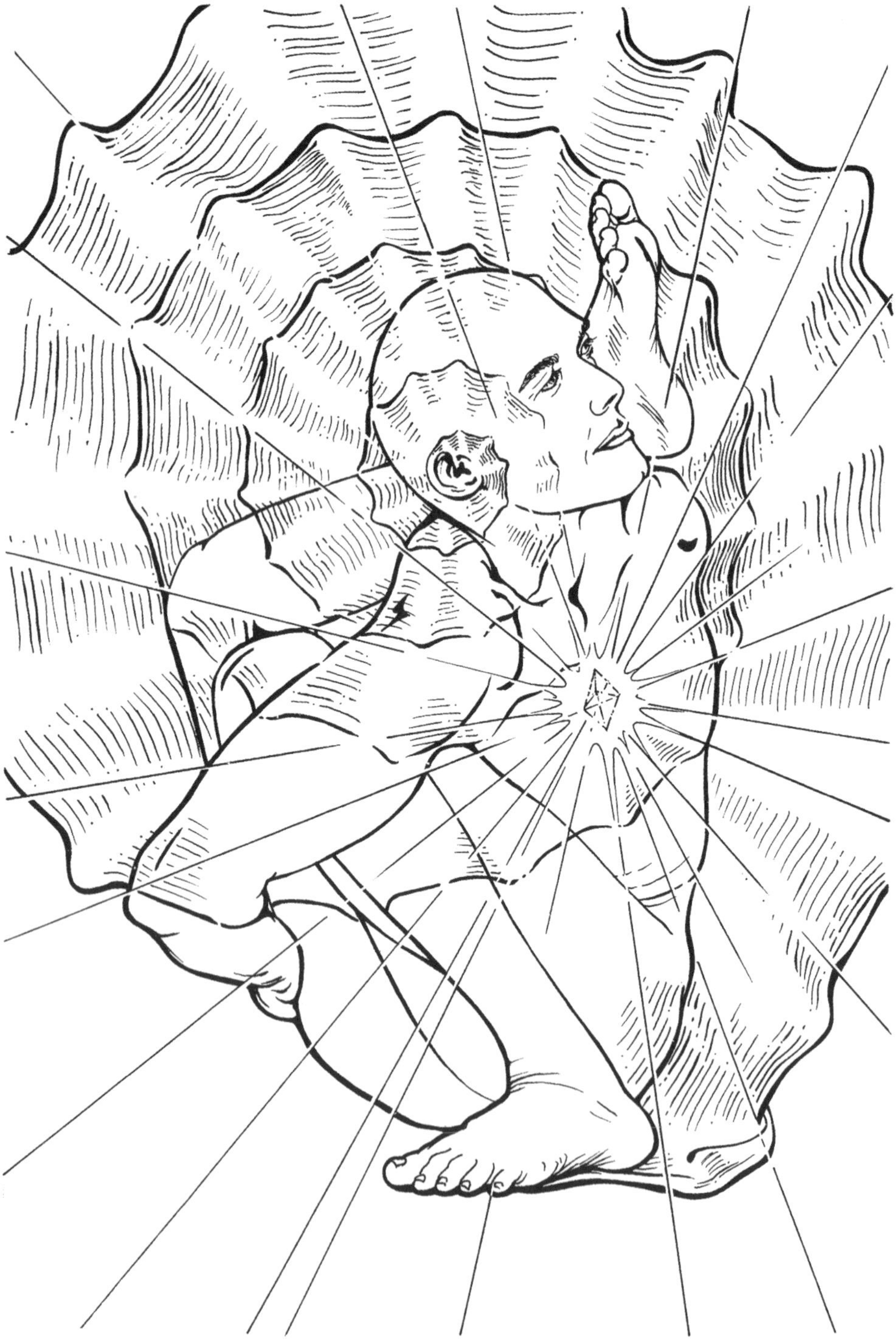

內音密宗身體

打開內耳，既是哈達瑜伽的開始也是進階的練習。聆聽，同時讓眼睛凝視，而心智不形成主體或客體的概念，就為氣和身體的所有元素提供了空間，容許它們展現出真正光芒四射的形式。內音（Nāda），有時以海螺的聲音為代表，被認為是內在的純淨之音，將整個專注力和心智吸收入深度的三摩地中，暫停了氣（prāṇa）和意（citta）的所有波動。內音的喚醒，是藉由如細齒梳子的明辨覺知，透過身體的所有感受的領域。隨著感官領域中的每一個小脈絡被清淨，所有類型的內音都會被喚醒。當注意力集中在心輪時，內音終於開始完全吸收了心智。

體會瑜伽練習的藝術

有時，這種對實相的洞見，能藉由體驗對立面結合的本質，自發而生，但覺醒也是我們能透過瑜伽練習來培養的。例如，我們可以灌溉讓上顎根部開展的生理感覺。透過什麼也不做，暫停了技術、延遲了行動，以欣賞當下。每當我們說「啊～」時，當我們非常密切地關注、傾聽、感受、思維或使用任何感官，以理解似乎有趣和新鮮的事物時，我們都會這樣做。如果我們培養出柔軟上顎的生理機能，我們的瑜伽練習就會變成一門藝術，在這種藝術中，我們能夠平衡所使用技巧的不同比例——比如在某個姿勢中，我們用內旋和外旋——以找到中央通道。在身體內培養這種細緻的覺知，我們會自動開始平衡下行氣的扎根和擠壓傾向，與上行氣的綻放和擴張模式。

我們品味優雅地平衡呼吸的這些層面，因為我們了解它們是純意識、愛和關係本質的表達。這就自然而然地激發了我們柔和、內在的微笑，彷彿我們是呼吸的鑑賞家。這份對立面結合之概念的理解，能啟動並喚醒上行氣的過程，邀請昆達里尼進入身體的中軸，以便它能一直向上移動並穿越頭頂，導致全然的釋放感和滿意感。人們相信，在這個全然覺醒之際，位於上顎根部的月亮——它從頭頂的千瓣蓮花中收集甘露——開始融化，如雨珠般的灑下，浸潤所有的氣脈。

這一切聽起來可能相當深奧和複雜，但這只是抓住想法的心智，渴望有最終的結論和對概念的完整理解。這種深層連接氣入中脈的實際過程，以及因這種結合對身心產生的驚人影響，是能完全自發而生的，只要我們允許它的自然過程，保持長期的不干預。

如果你因為實踐善或接受善而體會善，如果你進入慈愛或悲憫的感受，你在生理上所做的，實際上就是釋放軟上顎，在你性靈與心智之浩瀚的甘露海中所生的一滴慈悲，滿溢了覺知。這是哈達瑜伽過程的基本起點——也是必要的終點。

第四章

實踐的根源

我們看到的這一切都在消隕，像這些小昆蟲、蚊子等，以及生長和腐爛的草和樹木。但實際上，這些是什麼呢？
還有那些其他的人，優秀的，偉大的戰士們……君王們……但實際上，這些是什麼呢？
在其他的事物中，還有海洋逐漸的乾涸、山峰的消失、極星的偏離、風繩的切斷（將星群穩定在它們的位置）、地球的淹沒，眾神離開他們的位置。在這樣的世界裡，享受慾望又何樂之有？
而那些滿足於慾望的人持續地返回。因此，請樂於拯救我。
在此輪迴（Saṁsāra）的流轉中，我就像無水井中的青蛙。
崇敬的閣下，您是我們的道途，您是我們的道途。

——《彌勒奧義書》第一章第四節

在瑜伽傳統和一般的印度文化中，對他人致敬的姿勢——向特定的神靈或老師，向身體的感受和感覺——被廣泛用為一種將意識帶入當下直接體驗的方式。這份致謝提點出所有生命和所有經驗之交相連結的關係。

禮敬讓心智釋放對了知的需求，同時也鼓勵自我消融。例如，透過唱誦「宇宙的偉大力量」，我們打開了自己的能力以體驗相互滲透的元模式，而我們本身是其中不可或缺的一部分，同時也感受到我們呼吸的力量，因為它與我們的思緒息息相關。我們被邀請深入內心深處，在那裡我們開始區分生活中真正重要的部分。通常是直到死亡之際，人們才回歸生活中基本的關係，將其視為具有深刻意義和價值的容器。

在遠早於發現自己面對真正的死亡之前，向他人致敬的頌歌，讓我們體驗了欣賞一切如是的過程，而不是尋求自己的想望。透過表達對他人的欣賞，我們被提醒，或許定義瑜伽的最佳方式，是藉由瑜伽探索關係的本質，即愛的本質。事實上，正是從與他人關係的緣起中，讓所有瑜伽的實踐最終得到進化。

置眾於心，建立慈愛的關係

在傳統瑜伽的系統中，練習的第一個面向被稱為持戒（yama）或關係的練習，它強調了與他人相連的重要性，因為它整合了所有瑜伽的表達。持戒是道德原則，而其所有皆源於非暴力（ahiṁsā）的基本宗旨。him 的意思是「殺」或「傷害」，ahim 的意思是「不殺，不傷害」。也許更準確的 ahiṁsā 翻譯是「善良」或「愛」，這可以被視為是不傷害的縮影；透過瑜伽，我們培養了提供慈善與不傷害他人的能力。

一旦深入練習瑜伽，我們開始注意到，每當我們將他人置於內心之外時——當我們表現得缺乏慈善時——我們會體驗到一種潛在的不滿，深刻的痛苦往往會影響我們所有的體驗，讓我們有所保留、過度保護、空虛和不得志。因此，瑜伽最初的練習，是將真正重要的東西放回我們的內心，即一切有情眾生，無論他們是人類與否——動物、生物，甚至是想像中的生命形式。當所有這些都居於心的核心時，我們會發現其餘的瑜伽練習不僅明顯地合理，非常令人滿足，實際上也很容易執行。相反地，當我們把一個看似微不足道的存在置於心外時，我們會發現無論我們做什麼，瑜伽練習基本上都不起作用；我們感到焦躁、心煩意亂、不快樂或不滿足。

因此，如果你練習體位法或調息法，如果你把自己扭成椒鹽捲餅，或者你氣喘吁吁到臉色變青，如果你已經把即便僅是一個的有情眾生放在心外，你將無法深入自己的體驗，也無法真正的練習瑜伽。這就是不傷害的意思。

當然，不殺戮與不傷害的字面意思，可能會被解釋為真正的瑜伽修行者只做善舉，以絕對甜蜜的方式行事，但實際上並非如此。生活中有時可能會出現必須採取堅決甚至嚴厲行動的狀況，以利不傷害的行為。例如，如果你的孩子被綁架和毆打，瑜伽的反應不會是漠不關心並讓情況盡可能地展開，或當你的孩子在人行道上流血致死之際，卻試圖與綁架者講道理。相反地，不傷害暗示著一個人必須在所有出現的情況下鍛煉明辨的覺知，然後採取適當的行動。在這種處境下，合適的行動將是保護你的孩子免於受傷害。追捕罪犯並拯救你孩子的行為——無論代價為何——都是需要的。同時，因為綁架者也在你的心裡，所以你也會盡量減少對他或她的傷害。

因此，不傷害是所有關係的根源，因為一旦我們能夠調和對他人的看法，從而分辨出自己實際是誰，那麼瑜伽實踐就會開始結出果實，並且很自然地顯現為幸福。

幸福的梵文，是 sukha。Kha 的意思是「空間」；開放、包容、照耀的空間。它也可以表示一個洞，比如某物中心的洞，而 su 的意思是「好」。因此，sukha 這個字，可以表示某物中心的一個良好的、開放的空間，這個意思是從戰車輪子的概念演變而來的，它的孔正好位於中心，所以當它被使用時，那些在戰車內的人能平穩地行駛。duḥkha 這個詞經常被翻譯為「痛苦」，但它也意味著「壞洞」，暗示當戰車車輪上的洞一旦錯置，就會產生不舒服、顛簸的行程。

練習時，如果我們的心沒有敞開，沒有真正專注，如果因為我們對他人封閉而無遍照的光芒，那麼我們的練習——以及我們生活的所有面向——都不會是sukha或快樂的。相反地，我們充滿了痛苦，因為我們存在的核心是 duḥkha 或「壞洞」的感覺。

另一方面，如果我們與他人建立誠實的關係，擁抱所有眾生於內心深處，那麼當我們醒來並進入當下，就會發現自己能夠穿透並進入所處之情境的深處，直入我們真正感受的核心，這就是大幸福的開始。

在當下進入實相的本質心

但這當然並不總是那麼容易。心智總會不惜一切代價的謀劃，以迴避我們所處狀況的核心，迴避我們與他人關係當前的情形。它幾乎會自動避開未知，並極力迴避自己和他人之純粹關係的原始直接性——當下的實相。

我們許多人在真實關係中所發現的挑戰，非我們的文化所獨有，也不單是我們時代的產物。逃避關係是人類普遍經歷的事情，而這似乎是個存在久遠的問題。最早的瑜伽故事，在《吠陀經》的讚美詩中，起源於史前的神話時代，以詩意的節奏和隱喻，他們唱出關係的問題，及其在當下解決的喜悅。自從瑜伽傳統開始以來，成千上萬甚至數以百萬計的人都在解決這個關係的核心問題，探討所謂開放、發光的心。

無數人將這個想法煮熟、提煉、討論和爭論。他們拒絕了這個想法，又重新接受了它，他們從每一個可以想像的角度，在每一個可想像的環境下實踐它。慢慢地，隨著思想和經驗流派的發展，瑜伽的各傳統逐漸形成。

因此，瑜伽，實際上並不是一種可以輕易用語言表達的事物，因它具有包羅萬象的寓意。相反地，它是數千種不同意義、無數的意識實驗、對關係運作的無數解釋，以及無窮無盡之宗教願景和系統等的濃縮和演變，所有這些都被彼此消化和合成。今天，我們非常幸運地能夠借鑒數以百萬計的人之探究心的經驗，並由此發展出瑜伽，作為一種穿透並進入實相核心的方式。

所有瑜伽流派中有個一致的線索，指出瑜伽的歷程，乃是透過對無常之深刻、發自內心的理解而開始。它起源於理解到不僅我們的身體是非常短暫的事件，所有其他有情眾生的身體也是如此，除此之外，所有類型的顯像也都是短促的。

很自然地，我們可能害怕讓自己的心緒融入一個顯而易見的事實：不僅我們會死，我們的孩子也會死，我們孩子的孩子也會死。我們都面臨著這樣的事實，即我們的父母即將去世或已經去世，就像他們的父母和他們的祖先在他們之前一樣；一切眾生，過去和未來沒有盡頭，都將死去。不僅如此，所有這些生命所居住和創造的環境，都是暫時的，而我們所生活的星球是一個極其無常的歷程。宇宙可能有一百四十億年的歷史，但即使它再存在一萬億年，那也只是無限時間潛力中的曇花一現。

所有這一切實際上都是老生常談，我們可以讓我們的心智沿著這些思路解開，但我們究竟曾幾何時地讓自己體驗到這個顯而易見的事實？瑜伽的教導開始對我們所處之境遇的認識，從我們的身體、我們的狀況和我們的環境的角度來看，前景是黯淡的。當我們執著基本上由沙子製成的東西時，我們會感到失望和沮喪。我們在向苦難求愛。這可能會導致一些人認為瑜伽的傳統是非常悲觀或令人消沉的，因為在教義中，他們唯一聽到的部分，就是我們都會受到生、老、病和死的影響。

事實上，即使你過著美好的生活，吃認證的有機食品，規律的運動，甚至即使你每天練習瑜伽，直到你彈指間就能進入深層的入定狀態，你仍將死去。一百萬年後，如果不是十年後，沒有人會記得你的偉大成就。對緊抓著稻草、在立即消散的形式中力求安全的心智來說，這似乎是一種相當消極的情況。

但是當我們開始理解無常的本質和痛苦的普遍性時，影響將是非常令人解脫和完全踏實的。我們發現，當我們了解一切事物都是暫時的，透過認可和吸收我們所有的洞見，我們實際上能夠對瑜伽的實踐發起真正的探究，而更重要的是，進入對當下的直接體驗。仔細審視所有現象的短暫性，質疑我們存在和生命的意義，學習在當下體驗事物的真實本質，是所有古老瑜伽傳統的核心教義。

觀照一切現象無常本質

從佛陀時代就有一個美麗的故事。他遇到了一位名叫迦沙喬達彌（Kisa Gotami）的婦人，她在芒果林中因她的孩子剛剛去世而絕望地哭泣。她悲痛欲絕，甚至無法理解孩子已死的事實。她將死去的孩子抱在懷裡，淚流滿面，去見佛陀，懇求佛陀幫助她找到一種神奇的藥物，讓她的孩子起死回生。佛陀告訴她到村子裡去，從每一個沒有因歷經失去所愛之痛苦和折磨的房子裡，收集一粒芥菜種子。在村子裡，迦沙喬達彌挨家挨戶尋找可以治愈孩子的神聖種子。當然，在這樣做的過程中，她發現每戶都經歷過死亡，所有與他人有關係的眾生，都有失去親人的經驗。她返回佛陀處，成為了他的學生。他指示她繼續觀照一切現象的無常本質。

這個感人的故事，生動地演示對無常之真相的了解，它是一個機會，讓我們認識到當我們死亡時，我們並不孤單。我們所有人都正在死去；而非其他人都將留下來享受美好時光，無限期的派對聚會。

當心智剛開始觀照無常，意識到我們都在時間的管道中一落千丈時，實際上會有種恐懼和孤獨感的宣洩。事實上，正是這種對無常的冥想，讓心智本身延伸到無限、進入過去和未來，正如對真正關係體驗的冥想，促進了與他人結合一樣。透過這份洞見——即使面對死亡，並且了解所有的關係都終將在某個時間點結束——與他人的真實聯繫並非無效的，也非感知為孤獨的狀態。相反地，透過領悟無常，真正的關係會激勵我們回歸內在核心的真理種子。最終，這個在剛開始深思時聽起來像是最令人沮喪的消息——一切都持續轉變，即使我們所居的這個輝煌的宇宙，也只是時間結構上的曇花一現——將帶來最大的幸福感。

雖然最初從對變化、無常和時間的冥想中，產生的是短暫的焦慮，但如果你只是簡單的容許在冥想中所升起的一切顯相，這種不舒適感很快就會過去。你會發現，隨著你對變化愈來愈舒服的體驗，心智變得愈來愈能夠重新構建它的感知，並走出框架，一次又一次地重新構架，一次再一次地，在任何方向都了無任何限制，自發地點燃一種令人難以置信的興奮和啟發。

從無明中覺醒

佛陀教導了四聖諦：第一是苦諦；第二，苦乃有其因；第三，苦有或能有止息；第四，有一條通往止息的道路。這些真理直接適用於瑜伽之道。因此，一個作為無常觀的延伸，是當你遇到另一個人（或任何有情眾生）時，你能夠以如此的方式欣賞他們獨特而短暫的情境，從而真正的與他們建立誠懇的連結。當我們看著彼此的眼睛，了解我們正看著一個垂死之人的眼睛。從某種意義上說，對於你的人際關係以及你自己的心態而言，沒有什麼比了解並接受我們終將死去的事實更殊勝。

幾個世紀以前，獲得對無常的這種基本理解，是學習瑜伽練習中更多任何技術層面的先決條件。在瑜伽普及的今天，我們希望練習者藉由覺醒的體位法練習，整合對感知和覺受的觀察、呼吸的流動，以及對生活情境的純粹觀察，來體驗這份理解。

無論我們練習瑜伽與否，很多人在生活中遇到的真正問題，是我們多半忙於對正在發生的事情產生理論。我們捏造一個關於我們今天是誰的想法：「今天我瘦了，今天我胖了，今天我做得很好，今天我做得很差，今天我黑，我白，我大，我小，我老了，我還年輕！」我們不乏關於自己、他人和生命本身的理論。事實上，這就是思考——它創造對現實的提議和推測，於是我們就被對自己是誰的想法所定義。我們藉由自己為其他事物所製作的標籤來描述它們，根據我們對它們的用途或功能，來進行分類。

我們將一棵樹的奇蹟，簡化為分配給這種樹的名稱或我們對它的用途，無法欣賞樹本身純粹的存在。透過這個將直接經驗簡化為我們對其想法的過程，我們變成了關於自己之脫離實體的理論、和關於彼此之虛幻的理論。我們使自己癱瘓，無法觸及生命的即時性，無法理解為什麼我們與他人沒有深入的連結。

當我們將任何事物簡化為我們對它的理論，我們就無法真正的欣賞所聽、所嚐、所聞、所見和所感覺到的，因而失去了生活的魔力和歡樂、簡單和純真，因為我們在思想中漂流。卡陷於思緒之中，生起困惑，開始痛苦。

在瑜伽的背景中，痛苦之因被稱為無明（avidyā），意思是「無知」或「不知道」。無明是將永恆——真實、純淨的生命，快樂的和自由的——辨識為無常、無意識的和機械性的。將不真實的疊加於真實的之上的混淆，如同將永恆的誤認為無常的，是一種無知，使我們無法如實的看待事物。無明被認為是無知或不知道之根源，是所有痛苦的起源，它阻礙了我們建立真誠的關係，因為這份混淆障蔽了我們如實的欣賞眾生的本來面目。

有鑑於此，你可以說瑜伽能總結成一種簡單的練習：觀察當下實際發生的事情。這不僅是觀察感知和覺受，而且也是對無明現象本身的見證。在瑜伽的過程中，我們不試圖擺脫無明；我們很快地發現，實際上並沒有這樣做的必要。取而代之的，是藉由看到無明總將某回事持續呈現為另一回事，它既不充分也是沒完沒了的，從而培養出對於無明之心理過程的醒覺藝術。

順著身體中軸精煉觀察與覺受

我們修行對這個事實——這種將事物簡化為我們對其理論之習慣——的醒覺，就像生活中其他的一切，隨著我們的觀察而消融。一點一點地醒來，我們開始面對未知的經驗，接受對自己的身體沒有終極的控制權，更遑論整個宇宙，這樣當我們面對無常的真相、變化和時間，我們發現它令人非常振奮。

這種讓心智在當下安住而生之持續的洞見，是所有瑜伽的根本，這就是為什麼說瑜伽起初像一種毒藥，但它隨後轉化為甘露。當我們開始探究我們的存在和無常，觀察我們的身心，然後觀察身體的核心——所有沿著中軸的感知和覺受都變得栩栩如生與充滿活力。在瑜伽的這個過程中，當我們剛開始遭遇變化、無常和身體內根深蒂固的感覺模式時，往往會產生極度恐懼和躲避的感覺。

瑜伽最初的「毒藥」，是我們對揭示的真理所生的反應，而多年來我們一直在迴避。但是，若我們繼續修持，邀請心智保持安住於任何生起的事物，而不是執著於愉悅的覺受並拒絕那些我們認為不愉快的事物，隨著心智融入心的核心，修行的甘露就會顯露，揭示相互連結的元模式，萬事萬物的矩陣。

隨著我們瑜伽練習的進化，我們清晰觀察的能力也會增強。我們學習沿著身體的中軸追踪一連串的感知和覺受，從骨盆底向上穿過肚臍根部和心的中央，然後向上穿過喉嚨，至軟齶後方，再至耳朵之間的中心，然後穿越頭頂。當我們說到心的核心時，我們指的是位於胸骨中心後方的解剖結構部位，在身體的中軸上，而不是實際心臟器官的中間。我們所說的肚臍根部是指肚臍後方，也就是身體的鉛垂線和臍帶殘留物的連接處。骨盆底的中心是肛門前四分之一英寸處（約 0.635 公分）的中央肌腱。這些點定義了中脈（suṣumnā nāḍī），而正是藉由對這條線的冥想，我們才能精煉對自己身體細微變化的觀察技巧，並展開對變化之本質深刻的直覺體會。

沿著這條線，我們會遇到與自己的世界觀親密相連的覺受，這些強烈的覺受反映出我們對自己和他人的看法。隨著我們培養對事物本來面目的欣賞，我們發現對中脈的冥想變得更容易、更自然。每當我們注意到自己將事物簡化為關於它們的理論時，我們也能藉由這條敏感、穿透、如明鏡般的通道，在身體核心的深處體驗到不舒服的生理影響。這些微妙而深刻的覺受，是我們縮短變化過程和無常實相之自然傾向的生理反應，它呼應了我們對世界的理論，強蓋於實際發生的狀況之上。

堅持修行，讓核心感受全然釋放

為了理解正在發生的事情而形成觀念，是人類的天性，但是當我們陷入自己心智所創造的名相領域，進而將我們的感知識別為真實的、永恆的和不變的，那麼沿著身體中軸的覺受就會是不舒服的。我們實際上就在自己身體的核心，感受到自己否認無常的實相。最終，我們認識到無常，與我們正在經歷的那些變化的感受，是密不可分的，而這揭露了對無常本質的洞見，與心之核心的開放和光明體驗，也是密不可分的。

我們還發現，若能與實相保持一致，我們領會的核心覺受是如此美妙、崇高、愉悅的，以至於我們的心智，幾乎不可能與它們並駕齊驅，而不為我們所知的，是我們珍惜一生的心智，一直在處心積慮地避免這份核心意識的體驗。

心智的本性，是避免感受這些深刻的感覺，就像它逃避現實的核心和關係的核心一樣。心智迴避現實的深層私密面，因為如此深邃的實相，在其基礎上有個未知的元素，而概念性的、控制性的心智，像瘟疫般的避免未知。但在適當的情況下，當它感到安全且不受威脅時，心智也會渴望放下對知的需求，放下組織、分類和用語言和形式來定義生活的慾望。心智對未知的最初恐懼，是在瑜伽初期經常會經歷之「毒藥」的根源。當我們簡單的堅持著修行，隨著身體的核心感受被暢通無阻地釋放出來，我們對未知的恐懼就會消退，並且可以體驗到透過修行所釋放的絕妙甘露。

真正描述這些核心感受唯一的詞，是光輝，但它不是我們對光輝的概念；它是未知的化現，而我們必須允許它的展開。那是愛的純淨光芒。而真愛，就像生活中許多劇烈的層面，全然取決於臣服，放下理論和哲學，以進入偉大的未知。

非此，非彼

數千年前，在印度的先知（ṛṣis，發音為「rishis」），他們唱頌敘述性的抒情詩歌，這些詩歌是《吠陀經》的讚美詩。讚美詩描述了生命的節奏、宇宙的模式和脈動。它們是向上帝、男神和女神們的祈禱，將神話包裹在神話中，隱喻包裹在隱喻中。他們沒有提出單一的觀點，沒有提出單一的哲學或神學體系。

大約在公元前八百年，時代改變了，一如往昔地，哲學的時代開始取代了諸神、神話和詩歌的時代。在這個時代，人們開始探求和討論他們思考事物的模式，而不僅僅是對彼此的神話、神祇和習俗等的容忍與否。在哲學時代，人們開始對尋找經驗的本質感興趣，以利更清晰、更普遍地精鍊和表達。相同的哲學探索模式同時發生在亞洲和歐洲，尤其集中在古希臘和印度。神話的全球時代——透過吟誦來記憶和傳承神話——轉變為哲學時代。

在印度，除了吠陀的讚美詩之外，哲學思想的第一個經文表達是早期的《奧義書》（Upaniṣads），它教導了一組簡單的單一教義，現在被稱為吠檀多（Vedānta）。Ved 的意思是「知道」，anta 的意思是「結束」，所以 Vedānta 最初的意思是「《吠陀經》的結尾」，神祕地暗示著「知道」的結束，就如同對實相之超越思想建構的神祕體驗。

早期的吠檀多從吠陀讚美詩中汲取了術語，如至上意識（純意識，puruṣa）、自我（真我，ātman）和梵（Brahman），開發了一條簡單的道路，從受制約之心智的妄想，進入純淨、覺醒、開放意識的體驗。據說這是吠陀的真正目的和人類生命的最終目的。puruṣa 一詞的普通含義是「人」（man），如人類。ātman 的普通含義是「自我」（self），如我自己。梵指的是無所不在、永恆開放的光輝，即純粹的存在。

《奧義書》的聖賢們傳授，真正的自我，不是我們誤認為的任何局部的、臨時的鞘；相反地，它是純粹的、無條件的覺知本身，等同於梵。更重要的是（這裡是滑溜溜的反擊），自我與我們所經歷的世界並非分離的。當我們清晰地看這個世界、這份經驗時，我們看到了真我。若因無知或無明而生錯誤地看待，我們會認為世界是由分離與不相連的事物所組成。經文本身最佳地傳達了這種早期的非二元論教導：

> 因那裡有二元性，此者看彼者，此者聞彼者，此者嚐彼者，此者向彼者言，此者聽彼者，此者念彼者，此者觸彼者，此者知彼者。
> 然而，當一切皆變成只是吾之真我，應該以何看之，應該以何聞之，應該以何嚐之，應該以何言之，應以何聽之，應該以何念之，應該以何觸之，應該以何知之？
> 悉知此者，應以何知之？
> 該真我，（被描述為）非此也，非此也。
> 《廣林奧義書》（Bṛhad Āraṇyaka Upaniṣad）第四章第五節十五段

從這個 ātman 是「非此，非此」的聲明中，出現了辯證思維早期的形式，它藉由不讓我們執著於整體的片面或不完整版本，不斷地將我們帶入更深入的體驗中。在梵文中，「非此，非此」是 neti neti，這些字實際上構成令人愉快的吟唱，你可隨添加任意數量的 netis，享受聲音的迴響，也偶爾讓你的思緒回到這一切的意義皆「非此」，非你所想。neti neti 的方法論，被現代思想家稱為「否定辯證法」。如此歡愉、溫暖的名字，讓許多當代人對早期瑜伽哲學產生了錯誤的觀念（甚至一些早期的哲學家也有同樣的誤解）。不習慣形而上學的思維，有些人認為瑜伽哲學是消極的、陰鬱的、悲觀的，甚至是令人沮喪的。

然而，當穩定於無常的實相時，瑜伽行者發現否定性的辯證法，像蜂蜜般地甜美，如陽光般明亮，因為否定性的辯證法，能在我們思維的更精細層次中蔓延，允許我們放下暫時的概念性區分。聽聞教義和哲學陳述的初期，往往會遭到誤解和斷章取義。瑜伽學生們經常對瑜伽學派內和學派間來回討論和爭論感到困惑，因為我們誤解了彼此和自己，而不是觀察它們所有層次的現象。

爭論、誤解、與不斷變化的觀點和定義，都有其重要性和美麗。

從《奧義書》到數論

早期的《奧義書》美麗表達了實相，但是當與來自另一個系統或來自不同文化或宗教的人相遇，因他們的想法尚未成熟，也無可避免地衍生出辯論和質疑。大約在公元前六百年，即佛陀時代之前，在《奧義書》中發現的早期哲學思想，首先被一位名叫卡畢納（Kapila）的聖人，濃縮並發展成數論（Sāṁkhya）學派。該學派後來被哲學家自在黑（Īśvara Kṛṣṇa）改進並置於《數論頌》（Sāṁkhya Kārikā）的形式中。大多數不同的瑜伽和吠檀多哲學流派，甚至各種佛教體系，都是透過數論的術語來建立他們的論點。

要理解瑜伽，能欣賞和研究數論是很重要的，即便我們不同意它所有的主張。數論一詞的字面意思是「計數」，從某種意義上說，它本質上指我們在外部和內部體驗中，一切所遇事物的列表。該系統描述各個嵌套於其中的現實層次——各種層次的排序——我們在冥想的直接體驗中所觸及的層面，讓它同時成為一個心理和哲學的系統。數論主要為工具，它解釋和闡明對生命過程之密切觀察的體驗，同時也從哲學上解釋我們是誰、世界是什麼，以及宇宙可能如何被構建。

在查看任何這些早期哲學體系（包括數論）時，很重要的是必須了解，儘管它們提出的是一種哲學教義，但它們旨在成為心理的工具，而撰寫的聖賢們對直接的體驗可能為何，提供了觀點。因此，探討這樣的系統時，保持開放的心智與胸懷，也不盲目盡信的態度是很好的。

事實上，一般在學習瑜伽時，尤其是學習瑜伽哲學時，容許自己懷抱不同的理念是非常重要的。你完全沒有義務相信或全盤接受文本中所提出的想法。初期之哲學家的用意，是你能學習自己思考，才能如是的經驗實相。學習哲學時，如果你讓自己深入所陳述的，你就會獲得更多，而不僅是毫無疑問地吞下哲學命題，讓別人為你思考和體驗。你永遠不應該僅僅因為別人這樣說，就接受任何的哲學，而這種良好的哲學的實驗特徵，在瑜伽傳統的某些部分中，一直流傳至今。

至上意識與創造勢能

數論哲學基於一個二元的公理，該公理劃出一條線，將我們認為的宇宙整體分為兩個非常明確的類別。一類稱為至上意識（puruṣa），另一類稱為創造勢能（prakṛti）。Prakṛti 的意思是「創造性的能量」。Puruṣa，雖然字面意思是「人」或「人類」，但指的是先知或正在體驗宇宙的人，從這個意義上說，至上意識就是你。藉由定義兩個分開的類別──真我或真實的價值（至上意識），與作為經驗內容之無盡樣貌的世界（創造勢能）——來區分與理解意識的經驗。

至上意識的本質，是能見者、見證者；它是純意識。創造勢能的本質，是所見者，是覺知的對境。因此，創造勢能是一切被呈現為有限形式或有限模式的事物，無論該事物是粗大的還是精微的，抑或是所呈現的事物背後的基礎或原因。換句話說，創造勢能是任何一切的事物。你，即至上意識，在你的覺知中，感知到創造勢能的一個小角落或片段。因此，客體對境——無論是天空中的一朵雲、一個念頭、一個情緒、一種身體感覺，還是像茶壺這樣的日常物件——即所見者，它就是創造勢能。至上意識，能見者，是純淨的覺性，純意識。

至上意識和創造勢能之間的這種區別，即我們在生活中遇到的一切悉為所見者的這份基礎結構理解，是組成數論的基石。這個概念看似簡單，但是當你更深入地思考時，它很難被心智掌握，因為這會需要心智檢視它自己。從數論的角度而言，心智本身的見解，關於它對所感知到的東西所做的結論（例如，認為它理解數論的基本定義是一個二元系統，定義了至上意識和創造勢能），甚至是一個人相信他或她自己是心智之掌舵者等的想法，他或她正在做所有的感知（你）——所有這些都是創造勢能的面向。

因此，在開始理解創造勢能和至上意識之間的區別時，可能會是非常混亂的，因為我們在外部世界和內心世界中所經驗到的一切，都是創造勢能。我們遇到的有形事物，例如：另一個人或停車標誌，以及我們在想像中遇到的事物，包括我們可能對至上意識或純意識本身所產生的所有想法和微妙感受，都是創造勢能。至上意識嚴格上而言，就是純意識，純粹的覺性。

一旦至上意識被辨認、識別、命名等，就在該片刻，那些標籤、圖像和感受就形成了創造勢能。至上意識根本不能被認知或重新認知為一個對象或東西，這就是使數論系統如此混亂和難以理解的原因。至上意識—創造勢能關係（或者更準確地說，他們關係的缺乏），最受歡迎的比喻是太陽和花朵。太陽，至上意識或純意識，僅是照耀。陽光使花——花是創造勢能的長期象徵——綻放並轉向太陽。這裡的比喻並不是真正的二元對立，因為太陽對花有一些影響。

不可避免地，一些特質被賦予了至上意識，以啟發、祝願、愛或刺激創造勢能。從在《吠陀經》中詩意描述的神祕體驗，然後到早期《奧義書》的真我—梵（ātman-Brahman）教義中被哲學地描述，在數論系統中，則被定義為當至上意識，簡單地將創造勢能視為創造勢能，不標識、無執所見，不對所感知到的命名。創造勢能僅僅是創造性的能量。事實上，我們任何人都可在任何時候進行完全正確的數論禪修，只要了知我們所想、所感、所見、所觸、所聞、所嚐或所聽——任何我們能夠感知的事物都是創造勢能。

所感知到的一切層次，都只是創造勢能之持續明辨的覺知，允許創造勢能之花的完全展開。然而，心智（充滿了至上意識的偶像崇拜圖像）很難保持著這份的洞見：創造勢能是一個統一的、有層次的創造能量場，它缺乏至上意識也與至上意識沒有聯繫。更複雜的是，為了使這種冥想真正符合數論系統的更深層意圖，我們必須了解我們的心咒或短述「一切都是創造勢能」，它的本身，也是創造勢能。

初學者與數論系統

儘管數論系統有時似乎令人困惑，但它本質上鼓勵我們，在看的時候真正的看。在數論模型中，當我們能夠將我們當下的經驗，觀察為創造勢能時，我們最終就可以暫停無窮無盡的將自己的經驗理論化和哲學化。我們可以完全投入直接體驗，而這是所有神祕體驗的基礎。我們從一開始就看到數論系統（實際上所有早期的瑜伽哲學），都試圖揭露虛假的自我或虛假的至上意識。這些系統都該在適當的時候，成為被拋棄的交通工具，這樣交通工具本身就成為覺知過程中燃料的一部分，而不是我們覺知的焦點。

對初學者來說，數論系統似乎是一個不妥協的二元系統，其中至上意識與創造勢能完全分開。作為新手，我們可能會認為，當我們想像飄浮在元素、死亡、機械，與總在變化的創造勢能之上的實體、自我、人形的至上意識之間的區別，至上意識就得到了解放。但這是一個初學者的理論，是心智試圖對二元論的兩個不同部分進行分類、標籤和實體化的一部分，因此一側是壞的（暫時的）而另一側是好的（永久的）。

數論的實際二元公理，致力於不斷解構至上意識的任何圖像或想法。至上意識不是個東西，不是名詞，不是動詞，甚至不是功能。創造勢能無法定義或確定至上意識，使創造勢能得以保持開放、流動和新鮮。也許數論哲學家堅持這種明顯的二元論，決不承認創造勢能和至上意識不是兩個獨立的「事物」這一顯而易見的事實，是因為他們希望我們能夠體驗到，即使最微妙的心境也是空而無我，空無自性，空無至上意識。

如果我們過早地屈服於自己的理解並說：「哦，是的，至上意識和創造勢能最終是同一回事」，那麼不可避免地，我們會在生起的體驗中，最終認同心智的某些面向或層面，屆時自我，分離，所謂的至上意識等，就會被投射到創造勢能的結構裡。透過這種方式，我們建立了自我，它使實際的神祕體驗短路，使我們無法真正深入地洞察意識的真正本質。

在數論系統中，據說我們經驗的宇宙展開基礎，被稱為創造勢能之根（mūla prakṛti）。Mūla 的意思是「根」，而 prakṛti 的意思當然是「創造的勢能」。在這個原始狀態中，創造勢能據說就像一面清澈、明亮、空的鏡子，只是反映純意識。平衡的、完全整合的創造勢能之根，映照出無內容物的意識；它只反映至上意識。

三屬性顯化的特質

任何不平衡——一顆種子、一個缺陷——都會使本源產生世界和我們對它的體驗。數論將我們直接體驗之宇宙基本組成部分，被稱為三屬性（guṇas）。Guṇa 的意思是「繩索」或「繩索」，據說，在數論系統中，這三股繩股編織在一起產生了創造勢能的過程，即不斷變化、不斷轉變和進化的過程。據說所有顯化層次的一切，都是這三個基本的創造能量線之不同組合。

Guṇa 一詞有許多不同的解釋。有些人根據它們各自的物理特徵來定義此三屬性——一根是明亮而平衡的，一根是活動和互動的，一根是固定並充滿惰性的。然而，如果我們僅僅將三屬性視為我們在外部宇宙中體驗到的物理特質，那麼我們會傾向於排除它們各自具有之更重要的主觀心理特性，作為我們在內在情境中的感受的一部分。對三屬性的更完整和準確的理解，能將我們的感知、思想和心智狀態的內部世界與外部物質世界相連結。

這三個屬性，是悅性（sattva），變性（rajas）和惰性（tamas）。

悅性，與融合、和諧、知識、智慧、幸福和善良的原則有關。

變性，是對立、熱情、活躍、運動、慾望和悲傷的能量。

惰性，是論點的品質，慣性，固定性，沉滯，黑暗，幻覺。

三者間始終處於動態的張力之中。他們的關係有點像一場持續進行的剪刀、石頭、布遊戲，因為在生活中所有發生的事情裡，一個屬性——其中一個鏈——居上風，但沒有一者持續恆強，因為沒有一個屬性是固定的物質。因此，三屬性是描述進化或變化和無常之過程的一種手段。我們所擁有的每一個經驗，都是由三個三屬性的轉變所組成的，而據說三屬性的活動是永恆時間本身的呈現。

惰性可以理解為過去，已經確定的，是歷史；這是客觀情況，既定的，你生活中的命運。惰性，指的是有固定或惰性品質之經驗的面向。理解惰性的一種方法，是不費吹灰之力就給予我們的東西。

變性，可以被理解為與未來更密切相關；它是慾望、投射、外化。悅性，是惰性和變性之相對位置的融合。

悅性最終是對無私的理解，被認為是具有覺醒品質的當下；這是意識呈現的過程。悅性超越了過去和未來、已經發生的和心智對可能發生的投射，兩者之間的緊張關係。悅性可以被修煉到極清晰的境界，以至於它變成至上意識光的明鏡。無干擾地觀照創造勢能的過程，悅性就是自然發生的狀態。

當悅性、變性和惰性的線索，在我們不斷變化的經驗中交織之際，我們會發現我們的感知和情緒被三屬性裡其中的一個所支配。

三屬性的交相作用與循環

我們經常發現自己處於悅性情緒中，在這種狀態下，我們傾向於做一些被標記為悅性的事情：我們吃悅性食物，那些對身體有平衡作用的食物，或者我們從事悅性的活動，像是與人為善。當我們剛開始處於悅性心境時，我們的感知是清晰而明亮的。喜悅、愛、慈悲、同理心的感覺就在我們意識表面的周遭，幾乎所有的經歷都能激發一些「美好」和令人滿意的感覺。因此，我們的行為、思考和反應都反映了這種悅性的存在狀態。

但是在悅性心境中度過一段時間後——可以是很長也可以是很短的時間——我們對悅性狀態的快樂刺激變得麻木，而通常甚至沒有意識到，我們將美好的狀態縮減為一個公式或想像，並開始飄入一種自滿、沉悶、無聊和惰性的狀態；惰性的狀態開始進入。我們的感官變得毫無生氣，我們被乏味的活動所吸引，例如，堅持規律，或吃讓我們感覺厚重的食物，我們變得遲鈍、沒有動力或缺乏靈感。

於是再過一段時間後（如果我們幸運的話），這種沉悶的存在狀態會變得無法忍受，它就刺激了變性的開始；我們變得非常渴望做事，幾乎急於採取行動。熱情或憤怒，我們的行動很快，也並不總是經過深思熟慮，而吸引我們滋養身體的方式，也將受到持續這種熱誠積極之能力的影響——比如再喝一杯咖啡。這種變性的品質，打破了當我們陷入惰性狀態時所產生的沉悶和遲鈍。

如果我們能夠保持全然的意識，並巧妙地利用我們的變性能量，將它引導到平靜、清晰之思維和行動的狀態，它可以將我們拉回悅性的狀態。但是，如果我們保持變性太久，我們就會變得不平衡，甚至可能變得咄咄逼人、粗心大意、執著於對立的公式，並且脫離穩固，最終導致精疲力竭，以致回到惰性的狀態。

在三屬性的這種不斷變化之循環模式的影響下，讓我們始終處於轉型之中。瑜伽的實踐，教導我們在所有這些不同的存在狀態中培養意識，以便我們保持流暢、警覺，並能夠巧妙地從一種狀態過渡到另一種狀態。藉由記得和諧的悅性狀態其本質類似於一塊水果，我們就可學習做到這一點：它如天堂般的味美成熟期，就在它過熟與腐爛之前。

但與一塊水果不同之處，在於我們的存在狀態是完全可再生的；悅性的滿足感，變成了一種充滿活力的變性存在狀態，（如果我們保持警覺）再次變成悅性。當然，一段時間後，再一次的，悅性狀態變得過於平和，接著衰退成一種沉悶或惰性的狀態，最後被一陣悅性能量中斷，如此週而復始的循環。這種三屬性的模式不僅出現在我們的情緒中；正如數論系統所指出的，它也被視為是我們身體內外，所有可感知之經驗的潛在變化過程。

通曉悅性的悖論

儘管悅性的狀態是和諧的、慈悲的、無私的、快樂的，而且瑜伽練習的「目標」似乎是讓你成為純粹的悅性，但矛盾的是，事實並非如此。

一個狀態要成為真正的悅性，它的背景中必須至少有惰性和變性的元素，而且它必須是自發地產生。如果你執著於保持恆常的悅性狀態，視之為最可取的，然後你嘗試成為悅性的，你要不是在追求悅性的過程中變得呆滯沉悶，不然就會是對快樂的悅性不可避免的衰敗感到不安，而進入懶散，沉悶，固定的惰性狀態。在任何一種情況下，你都將深受其害。

當你努力成為悅性時，你可能不會意識到自己一直處於試圖塑造所有情況的狀態，但如果你不全然珍惜與平等地看待其他存在狀態，你將永遠不會有真正的、徹底的悅性滿足。瑜伽的初學者，通常會有如此執著於悅性狀態的想法，以至於他們被困在悅性邊緣的惰性心境中。在這種情況下，明顯的悖論出現了，因為如果你在練習瑜伽或坐下來禪修時，沒有絲毫地被悅性狀態所吸引，那麼你根本就沒有練習的動力。如果你在某些層次上不渴望有一個好的修行，那麼你不但不會修行，也沒有機會觀察到想要立下修行目標的心，是多麼的愚蠢。實踐一途，會在心智中揭露出自我遊戲的益處與害處。

當心智創造出一個悅性修行的理想時，你並沒有真正地與它自然生起和轉化的這份經驗同在，而是將一切都與理想進行比較，於是也無法觀察到任何不舒服的惰性狀態。你發現自己處於變性狀態；你的修行充滿了執著、挫折和實現理想的需要。諷刺的事，我們可以在所有經驗中理解三屬性的循環本質，但我們太常抓住對悅性狀態的渴望。高估自己的純潔性，使我們拒絕和譴責內在任何有益的變性，因此當我們陷入惰性的存在狀態時，我們甚至不會注意到它。這就是圍繞著三屬性的悖論。

深刻的洞察力

我們發現瑜伽練習經常出現悖論（在哲學、情感、精神和身體上），使我們陷入雙重束縛，似乎既諷刺也又無法駕馭。如果我們有幸在這些矛盾出現時處於悅性和警覺狀態，那麼我們可以看到這種雙重束縛是不可避免的，而且它們實際上是一些深刻生命體驗的根源，也許我們甚至可以看出其幽默之處。

當我們真正理解，所有經驗只是互相作用的屬性時，透過我們對這些矛盾情況的洞察力，神祕體驗就有可能發生。如果快樂或悅性狀態出現，而那個狀態成為我們關注的對象，就會發生這種情況。我們可以在狀態自然地解構為遲鈍時見證它，觀察它的分解，不去認同解體或惰性的狀態本身。相反的，我們能夠觀察三屬性轉變，並視其為變化的自然模式。然後，當變性狀態的激情自然生起之際，當想法浮出水面並開始再次攪動之際，我們了解到正在發生的事情，只是三屬性依三屬性之因緣所生。

透過這種方式，我們能夠欣賞生命發生的過程，而這也是讓神祕體驗自發性覺醒的真正機會。另一方面，如果我們不了解所有經驗都是這三股創造勢能的交織，以及其變化是這種相互依存關係的自然結果，那麼我們在自身經驗的某些階段，將變得非常執著，並且排斥其他階段的關頭，最終導致我們對轉化本身的過程，充滿遺憾。

第五章

覺性與脈絡

觀察數論宇宙的一種方式，是將它比作有著奶油餡的黑巧克力糖，它從三屬性彼此之間和所有事物相互作用的影響中綻放開，如一個圍繞著創造勢能和至上意識相互作用的宇宙。愈深入糖果心，它就愈甜，精髓在最中心處，是一個令人極度愉悅的核心。

數論宇宙的中心是其最可愛之處，在這個智慧清晰的位置，更高的悅性功能於此達到平衡。而這個位置的絕對中心，是至上意識的休憩點或門戶。所有這一切，都可以被想像成一個曼荼羅（maṇḍala）或一個幻輪（yantra），代表了具有所有生命、經驗、思想狀態的數論宇宙，而每個屬性在外部擺盪，朝著至上意識的中心休憩點脈動。最接近中心和至上意識的部分稱為覺性（buddhi）。buddhi 一詞源自動詞字根 budh，即「覺醒」，最佳的翻譯為「智慧」。這是覺醒的根源，具有走到框架之外的能力，就好像我們從夢境醒來一樣。覺性是從根本性（mūla prakṛti）的精髓中進化出的第一個特質，它經常被象徵為爬藤植物，將自己環繞地包裹在至上意識的周圍，就像藤蔓環繞在柱子上一樣。

就另一層意義而言，覺性就像是至上意識和創造勢能的近親——這個必要的環節，連結了至上意識之廣大開放和純淨的質地，與創造勢能之更具體的、以客體為中心的質地。覺性是悅性的本質，而在理解數論系統中，它可能是最重要（也或許是最困難）的部分。

脈絡製造者：覺性

覺性可以被定義為「脈絡的製造者」，因為真正的智慧，有能力透過將事物與其背景相連，來看到事物的真正含義。覺性從感官、心智和記憶中接收輸入，然後繪製該輸入的輪廓或框架，使其與背景脈絡相契合。數論系統傳授，我們的經驗既是給予我們的（從被動的實際層面而言），也是主觀創造的（從唯心論的層面而言）。覺性見到客體間的關係；揭露出他們的背景，並允許這些知識不斷地連接到它所選的任何服務標的。

從長遠來看，是覺性真正讓你了解並充分的以你體驗你：從至上意識的身分。當整合也覺醒了，「她」（或覺性的女性化身）的存在是為了展現至上意識，如同鐘槌因鐘而立，或是情人為了摯愛而存在。然而，她的目的，往往更常被誤導至自我，或是所謂的偽至上意識。覺性潛在之燦然卓越的功能變得遲鈍，受到源自於無明的需求和恐懼而被根深蒂固地挾持，遂將創造勢能的某些部分視為獨立的和永久的對象。

在五花八門之感官對象的幻相中，覺性不斷地固著於它所創造的脈絡，或是它所發現之形態間的關聯性。當心智纏上已堵塞之「脈絡的製造者」的斷章取義，它很容易忽視一個實相，即在每個體驗的每個瞬間，都只是屬性與屬性間相互的作用。因此覺醒，淨化覺性的功能，需要不斷地對背景脈絡重新評估，重新建構我們的參考框架。透過持續的、有效的靜觀智慧，有利我們理解所感知的一切，都是創造勢能。

從自己瑜伽練習中，我們可以體驗並理解數論系統的這個複雜的核心原則。例如，你很容易承認自己無法完全控制所呈現的覺受——如：股四頭肌的感覺、肩膀疼痛、腹部緊壓或心臟前方皮膚的延展感受。然而，無論覺受為何，在任何姿勢中的真洞見和真自由，實際上來自於覺受生起之際的觀察力。

我作

同樣地，洞悉純意識，洞悉至上意識，簡單地取決於你能力——能否能明智地停留在呈現給你的內容上（在這裡，即是你在體位法練習中所出現的感知、思想和覺受）。如果你（偽至上意識）可以讓開，你的覺性，你的智慧，就像一個聚焦的鏡頭，會不斷地看穿、平衡和打開任何你所觀察之事物的背景脈絡，而你的心也不會跳開。據說瑜伽可以清淨覺性，這意味著我們在練習時，智慧不再被心所干擾，而是看穿了所呈現之特定內容的標籤和想法。

如果我們將數論宇宙視為一朵綻放的花，那麼位居於覺性內的至上意識，就在該花的正中心，若不陷入與花之身分混淆的戲碼中，那它將是沐浴在明光中之整合、平衡、具智慧的覺性明鏡。事實上，《薄伽梵歌》的第二章和第十章將瑜伽描述為覺智瑜伽——純粹智慧的瑜伽。

從覺性演化而來的下一個特點，是我作（ahaṁkāra，譯註：直譯為「我作」，意指有我見、我愛或我執的造作、心行。）——「我」的造作者或自我的功能。雖然在這個世界上建立形式和有機體是必須的，但它可能成為無盡痛苦和孤獨的根源。在數論系統中，「我作」被認為是發生於創造勢能中的神聖過程。它被稱為 cit-acit granthi，一個將 cit 或純意識（至上意識）與 acit 或無意識（創造勢能）連結在一起的結。這個結，形成了一種主觀「我」的神祕感，它不斷地收集關於自己的形象、理論和信念，以與他人和所處之環境分開。它源於根本的無明，即對至上意識與創造勢能的混淆。藉由將無數微小的創造勢能賦予自我，使我們在感官領域中快速建立主、客體關係，從而將對境從它們的背景中拉出來。

我作，自我（ego），於是便根據其感知的需要，來接受或拒絕客體對象，以保護和維持自己作為一個獨立的有機體，阻止了覺性內部訊息本具的流動性，也失去了相對較真實的感知和洞察力。這種自我的混淆迷惑，這種相互依存智性的障蔽，最終仍然是屬性間交相的作用，它們與創造勢能任何其他的顯現、任何其他的感知或洞見、以及覺性任何其他的過程一樣，悉皆神聖。

事實上，自我對於生命來說是必不可少的，因為它讓我們至少可以暫時劃出界限，並將特定的事物——這個身體、這個思想、這個對象——與其他一切分開。

瑜伽讓自我被滲透

要了解「我作」的重要性，可將其想像為一粒種子。通常種子有堅硬的外表面，使它與其殼外面的東西分開。到了某個時候，如果它是顆幸運的種子，它會掉到地裡，隨著水分的存在，外殼開始軟化，直到它變得夠柔軟與多孔的。此時，種子內部（具有訊息）與外部環境之間開始溝通。正是這種訊息的交流，刺激了種子的生長，開始了生命的轉化。

同樣地，我們有自我，它像一個外殼，讓我們的潛力，真我的顯現，得以發展。在與他人或與環境互動的某些時刻——這些通常是具有啟發性、轉化性或洞察性的點——我們的自我變得多孔。如果我們在與變化交會的過程中安住當下，持續專注於屬性間交互作用的過程，我們就能夠小心地放下那些認同為自己的事物，並釋放錯誤或不完全的認知——認為他人與萬事萬物與我們分離，也彼此獨立。

如此一來，我們能吸收自己直接系統之外的事物，無論它們是在我們的哲學系統之外，還是在我們身體的物理系統之外。這種同化的過程，使我們能體驗到轉變或成長，而在見證自己轉化的過程中，也有可能發現自己最深的真實。

瑜伽，實際上具有滲透自我的功能。時時的放開自我之定位和形象，有益維繫自我健康的功能，容許洞察力的衍生。沒有自我功能，意味著我們肉身有機體的死亡，然而學習在我們的自我系統中變得流暢，可以引領洞察力。

自我或我作，是有用的，因為它總是給了我們一些可以放下的東西。它的神聖之處在於，當它的收縮功能在我們或他人身上出現時，即是應該如實的觀察它好時機。「我作」的另一個功能，是助長焦點轉離純粹意識，藉由將覺性的活動轉而向外，不斷地嘗試創造一個虛假的自我，或一個虛假的純粹意識。

這個過程展現於羅摩（Rāmā）的神話中，其中羅摩心愛的明妃希塔（Sītā）被惡魔羅伐那（Rāvaṇa）俘虜並帶到斯里蘭卡。這一事件引發了瑜伽的循環行動，這是古代史詩故事《羅摩衍那》（Rāmāyaṇa）的一部分。在故事中，惡魔是自我，偽至上意識，他從純意識，羅摩，真至上意識，竊取覺性或希塔。羅摩隨後招募了風神之子哈努曼（Hanūmān），他代表了生命息（Prāṇa），淨化並整合了覺性。哈努曼偷回希塔並燒毀了該城市，城市代表的是環繞著膨脹的自我——羅伐那——的結構。

最終，羅摩在一場不可思議的戰鬥中擊敗了羅伐那，這場勝戰使故事中發生的所有其他事件都成為必要，而這些事件象徵著瑜伽過程。所有瑜伽的學生都應該閱讀這個故事。

心智的基本功能

數論中所演化的下一層，接續在覺性和我作之後的，稱為末那識（manas），或「心智」（mind）。心智被簡單地認為是感知的組織者。視情況而定的，它注意到進入意識的特定感受、想法和感覺，並且完全忽略其他出現的事物。

我們不斷地受到透過感官而傳遞之浩瀚訊息所包圍，與此同時，我們也不斷地基於自己的理論，於內在（通常是潛意識）的層面上，創造關於這些事物的故事和假設。就選擇與過濾我們的意識所接收的訊息衝擊而言，心智提供了重要功能。

據說心智有兩個基本功能：saṅkalpa（正念，意圖，決心）和vikalpa（想像，分別，妄想）。Kal 的意思是「想像」，而 san 的意思是「一起」，vi 的意思是「分開」。因此，Saṅkalpa 意味著將事物想像或構建成一個整體，將它們統一起來。這個過程需要收集各種看似獨立的事物並識別它們的共通性，將它們統合起來並將放在一個類別中，一個盒子。此時，心智的第二個功能介入；回過頭來練習 vikalpa，它將那些相同的事物分成不同的單位或子類別。所以心智會把所有的東西都放在一個美好的、整潔的、完整的、統一的包裹裡，然後它又會再把所有的東西都丟出去。

這就是說，心智有能力和傾向，可以分開結構，亦可統一結構；它接受事物，然後反過來拒絕這些完全相同的事物——所有這一切都基於自我的功能：「這是我可以使用的東西。這是我能辨認的。我接受這個。這個沒用，我拒絕。」

正是在這個心智的層次上，思想和感受的內部世界，與實際感官知覺的外部世界相遇。這是一見真章的時點。

例如，如果我們拿著一塊水果，就必須做出是否吃它的實際決定。有了來自感官的數據，我們在感官到覺性之間來回移動，藉由心智組織的功能，來判斷成熟度、氣味和質地，相較於內部存儲的過去經驗、飢餓程度、食物理論、信仰等等，直到我們終於做出了要不要吃這塊水果的選擇。

瑜伽是一門非常扎根接地的藝術，因為透過它，我們可以針對外部世界的回饋，來處理和適應覺性、我作和心智等本具的功能和缺點。智慧透過練習得到淨化，而自我變得多孔，讓心智，或其更機械性和直接的功能，開始清晰地工作。透過練習，我們能夠注意到從外部世界得到的實際回饋，同時可以平衡這些輸入的訊息與我們內心世界的慾望、建構和想像。這兩個世界的平衡，有助於我們進入當下，此時我們被認為是穩固接地的。

組成覺受的五大元素

然而，瑜伽練習的深層效果並不止於此。從我作和心智，我們開始揭露自身經驗的真實狀況、感知和對象，它們位於所謂的五界（空、風、火、水和地）中。這五種元素是三屬性——悅性、變性和惰性，之間相互依存的轉化，它們不僅在外部的世界中呈現為客體，而且也在我們當前、記憶和想像之感官知覺的內部世界裡，即觸覺、嗅覺、味覺、聽覺、形狀、顏色、質地等等。即便是我們最微細的感覺，最崇高的內在感受，或者最生動的視覺，所有這一切的內容，都包含了此五種元素的某種混合。

每一種感知，每一種體驗的覺受，實際上都是由這些元素的獨特模式所組成。這五個元素從微妙的到粗重的，依層次而展開。較粗重的，往往被認為是所有在它之前之微妙層次的凝結。事實上，沒有五界，心智、覺性、我作，就無事可做！

第一個元素，被稱為空（ākāśa）或「天空」。空是無阻礙、燦爛空間的品質，據說與聽覺相應。在某種意義上，當你「只是聆聽」，是因為在聆聽時你可以體驗空間，但你並未命名、分類、得出結論或識別你所感知的聲音。你只是在空間中體驗聲音的振動。事實上，你也在體驗你自己，因為你的思想，沒有對你聆聽之空間中可能出現的任何事物，創造任何形式的障礙。就像天空不會阻礙雲朵——它們可以自由升起、轉化或完全被吹走——同樣地，在單純的傾聽之際，你不會阻礙出現的聲音。藉由空，對其他元素所進行的冥想得以發生，因為我們為這些元素提供了空間，使其如實呈現。

從空展開風（vāyu）或氣的元素。它描述了穿過內部和外部空間的移動，並建立了定義位置之獨特型態的開始，然後產生了從此點到彼點的運動。風相應於觸覺，與氣密切相關，氣是思想實際過程的基礎。從風展開火（tejas），一種熾熱的、向上擴張開展的運動。火很輕，對應視覺。從火中接續元素水（apas），它代表向下收縮的流動，據說對應於味覺。它描述了外在世界中，水實際上的外部運動，以及向下、如水之內部運動的感覺。從水，最後也是最粗重的元素，是土（pṛthivī），它有完全的凝聚力。當所有的東西，都被包裹成阻礙活動之堅硬的固體塊，其結果就是土。據說最後一個元素土，對應嗅覺，在某種程度上，它與空的元素完全相反。土代表惰性的品質，其中事物是完全固定或堅實的。

雖然我們並不樂見自己處於惰性狀態，因為它與沉悶有關，但惰性也具有作為事物的基礎和歷史層面的特徵。例如，一位研究地球及其岩層和山脈的地質學家，正在考察深富歷史、不斷地有生命跡象的地點。當你考察地質學的領域時，可能會探討宇宙中看似靜態的面向——岩層。但仔細觀察後你會發現，所看到的是個停止的框架，它累積了非常久遠的連續變化。透過地質學，你可以開始真正理解時間的含義，這亦是關注任何具有歷史意義之事物的輝煌特點之一；它讓我們所想像的世界，顯得微不足道。當你思索空間時也是如此。

如果你在晴朗的夜晚出門，用望遠鏡觀察遙遠的星系中的繁星，你會感到噁心，了解該空間真的無窮無盡——它無限的廣闊。然而，如果天空是空白的，如果那裡沒有星星和星系，你只會有一個模糊的概念，即你所看到的東西是廣闊浩大的。一旦出現一個或多種任何形式的組合，構成了定義的領域，空間本身就會變換，因為形式實際上提供了脈絡，與欣賞空間之無限性、可容納性的層面。

同樣地，這五大元素交相互補並賦予視角。在外在的世界，我們體驗這些元素之各種結構、過程和運動的模式，而在內在的世界，我們體驗著各式各樣覺受的品質。因此，若其中一種元素在我們的心智中占居主導地位，就意味著我們正在欣賞與該元素相關的內在特定運動和關係模式。

五根與五塵

五種元素的獨特品質，能讓心智專注於冥想其中任何一種元素。你應記得元素是分層級的，並且它們次第般展開（從空到地），我們了解一個元素有助於體驗身體內部或周圍的另一個元素。

透過聆聽，「空」的元素給予了所有元素空間。以喉嚨為中心，讓你感覺身體為開放、無限的空間，或四面八方的天空。這種寬闊的專注力，讓你能感覺到心周圍的氣或「風」的觸感在自由移動、滾動和流動，而它亦重新定義了「空」之開闊天際的感覺。

「風」的感覺，讓它很容易定義從肚臍的根部到橫膈膜的邊緣，與「火」相關之有力的擴散和上升運動。相形之下，在火之下、肚臍下方和大腿內側，是與其截然相異的：涼爽的、向下流動的「水」。水是找到在骨盆底、坐骨、腿後方之「土」的最佳方式。讓水自由地往下流，它最終會讓土做出回應——停止，引導和容納水。

這五種元素透過五種感官或五根（indriyas），在內部和外部被體驗。五根就像田野，而感官對境或感受的生起與墜落，就像草地上的花朵一樣。瑜伽行者在禪修中，將感官場域體驗為每個元素或感官的五種振波微素或五塵（tanmātra）。Tanmātra 的意思是「那一刻」（moment of that-ness），最終是指在沒有任何概念疊加的情況下，所體驗到的開放性覺受。這種開放性，允許意識從任何特定的感知點，擴張到潛在覺受標的之背景領域。

我們目前已經從內到外揭開了基本的數論世界，也暗示了冥想和瑜伽練習，是如何地讓我們藉由心智和覺性的各個層次，回溯我們的直接感官體驗，最終觀察創造勢能實現其揭示純意識之最終目的。

對數論的快速總結可能是這樣的：神祕的純粹意識，至上意識（puruṣa），以某種方式與覺性交流，從而產生自我製造的功能。這演示出心智之區隔構建和符號製作，從感官中接收和組織資訊，並透過如手等動作器官，將行動和反應發送回世界。世界，是由五種粗大元素，與其他至上意識－創造勢能之認知系統所稱的有情眾生所組成。所有的這一切都是三個屬性之能量線股的交織，這些線股延展成一統的整體，是時間本身的織錦或網絡。

學習數論的重要提醒

在學習數論哲學時，重要的是要一次又一次地提醒自己，該系統是從瑜伽的角度解釋人類狀況的首次重大嘗試。透過檢視心智的運作方式、無常，以及實相和感知本身的本質，數論為未來的思想家奠定了非凡的基礎。儘管它有其局限性，並且儘管該系統經常受到其他人的高度批評，但它提出的思想對瑜伽和佛教徒之觀點的發展都有幫助。

但是，因為數論試圖證明心智和存在的本質，所以對那些試圖遵循系統所演示之微妙哲學線索的人而言，會感到困惑（現在仍是如此）。這是因為我們必須用自己的心智，來理解數論所呈現之關於自己心智的概念。起初，將至上意識概念化為一種稱為純意識的東西，將創造勢能概念化為「所有顯現的事物」，似乎相對而言必較簡單和直接。

然而，因為正是我們的心智，我們的「小我」，讓我們能與純意識（但充滿著自我的）親密連結，從而衍生領會，也因為同樣的心智，會自然又不斷地產生更多的想法——我們永遠產生創造勢能——於是在關於它的觀念融解並重新折返自身之際，數論的概念便很容易從我們的指縫中溜走。它可能會令人困惑！但仍然值得回到理解的基礎上。

創造勢能的曼荼羅花

從譬喻的角度，數論的世界可以被引申為一輛車或戰車，而至上意識居中乘馳。最終，車輛的粗重的層面，我們的身體，分解和死亡，而微細的訊息持有層面，覺性的微細身——我作、心智和微細的覺受——就流轉輪迴到另一輛車，直到該身體亦盡之時。

另一個流行的比喻，是將創造勢能的形象視覺化為圓形花或曼荼羅。在這種圖像的展現中，創造勢能居中而坐，透過覺性和覺性如層層花瓣的氣、自我功能和心智來體驗，而這些層形成了我們輪迴的細微身。花的下一層是身體和感官。這些花瓣靠近邊緣，與外部世界的花瓣和其他生物交流，形成花瓣的最外緣。我們每個人都坐在自己稍微獨特的創造勢能曼荼羅或花之中。每朵花都是整個世界，因此它既具有獨具的個體特色，同時也亦包含所有其他的花。你記得我們個人的細微心智和粗重身體的經驗，是被展現於較內部的圓圈或我們的曼荼羅中。

我們自己的曼荼羅的中央是心間，在prāṇa（呼吸）或buddhi（智慧）的蒲團上端坐著至上意識。當心的修煉經歷深沉的禪修和虔敬，它就會變得像一面不受污染的鏡子，映照出純意識的明光。

創造勢能如花朵般的曼荼羅，處於不斷變化的狀態，向著自己內折，開展，然後一次又一次地重新折疊。一片片的花瓣，一層層地，圖騰向源頭返折，使其完全擁抱核心，然後再次打開圖騰。

事實上，這就是讓瑜伽過程有效的運作方式；我們做愈多的分層和折疊，我們就愈能深刻融入瑜伽的效果並從中受益。我們的創造勢能媒介，最內層的外殼是細微身，最珍貴的願望、深刻的情感和承諾都在那裡，而任何來自小我本能的控制或選擇，都可能起源於此。

在我們的曼荼羅最裡面的圓圈是一個點，一個明點（bindu），字面意思是「小滴」。從這個明點，時間和空間，據說由此一次次的接續著向外展開再內收。隨著時間和空間的開展，覺性、我作和心智被顯露，我們正是從這個心之三個層面的展開中，體驗宇宙。在身體和感官的如花朵般的有形曼荼羅中，我們甚至可能經歷到自明點向外擴展的脈動，然後反射性地朝它回應。這些脈動，進出我們最深的核心，穿越細微身，它既為脈動著色，也被脈動改變。

明點，被深沉的情感、覺受、願望、夢想和記憶的外殼包圍著。連同明點的體驗，這些殼通常隱藏在我們的覺知之下。殼外層容易接近的部分，是日常清醒時的覺知，是我們意識的屏幕。思想、感覺和形式透過這個覺知的屏幕形成循環，從心智未被感知的深處產生，然後返回到潛意識的那些相同的隱藏根源。

這個系統是動態的：具意識的心智——表面——以一種會影響隱藏核心的方式來移動或反應；而核心接續著又將新材料拋到意識的表面。一個遲鈍、半醒的心智，它的意識反應，會根據小我結構來接受或拒絕事物。這種對事物的反應，只會增長無意識所約制的反射模式。

當智慧開始漸漸甦醒，具意識的心智，會對它與無意識心智間的相互動態作用，愈來愈敏感；首先是對來自身體、思想和環境之反饋的覺知；後來形成一種脈動，甚或是成為一種正念與未顯或肉眼不得見者間的舞蹈。心靈和世界的決大部分必須（也將持續著）保持在可見之外或隱而不顯。《奧義書》中有一句神祕的諺語：「眾神喜愛肉眼所不能見的。」

明辨智

隨著瑜伽的修煉，我們能免於對未知的恐懼，也無需把握確定。覺性透過發現焦點和地平線（已顯化和未顯化）之間的相連性，無限自由地重新建構體驗，從而激發持續的覺醒。

這種潛在的智慧——背景脈絡製造者——不僅允許定義和重新定義關係的連結，也允許我們醒來、或從一種脈絡轉移到另一種脈絡中。隨著智慧轉向純意識，就能有對一切感知產生不斷加深的理解力，從而使整個系統變得開放和自由。當覺性不能正常運作時，它會服務於虛假的小我，並因感官對境分離和衝突之表相的需求而開展。

在這種情況下，我們創造勢能的花只是一個做夢的機器，其中沒有對心智之不同幻想的醒覺，也沒有實際確定實相的能力。因此，創造勢能最重要的層面，是覺性。事實上，我們實際體驗到的一切——所有內在或外在所感受的即時表層，以及更多存在於我們體驗表面之下的思想、理論和直覺——都是覺性。

創造勢能的曼荼羅

創造勢能之曼荼羅的表徵，顯示它的所有結構，最終都會分解並消融回歸至無別的能量。曼荼羅代表我們對世界和心智的內在和外在全部體驗。粗糙顯著的外部元素、它們的心理表徵、我們對它們的想法和觀念、我們的身體、以及即使是最高和最精微生物的粗糙或細微身體，都是這個創造能量相互連結之曼荼羅的一部分。曼荼羅外院的圖案是龜甲。傳統上，烏龜代表了支持一切所創造的潛在悖論。烏龜下面是另一隻烏龜，還是飄浮於空虛、開放的天際？

覺性如魔鏡。無明熾盛之時，鏡中也呈現出幻影之無窮無盡的形相和故事，而純意識視之宛如噩夢。當覺性最深的天賦開啟，當我們有明辨的覺知——它稱為 viveka khyātiḥ，鏡中的色相，能被視為與它們的整個背景相互依存：它們被視為無我，自性本空。透過明辨覺知的過程，我們體會到我們總是與覺性親密的接觸著，與創造勢能之花的最內部、最柔軟的層接觸著。

這種體悟透露出，我們所經驗之創造勢能的本質，最終單純地就

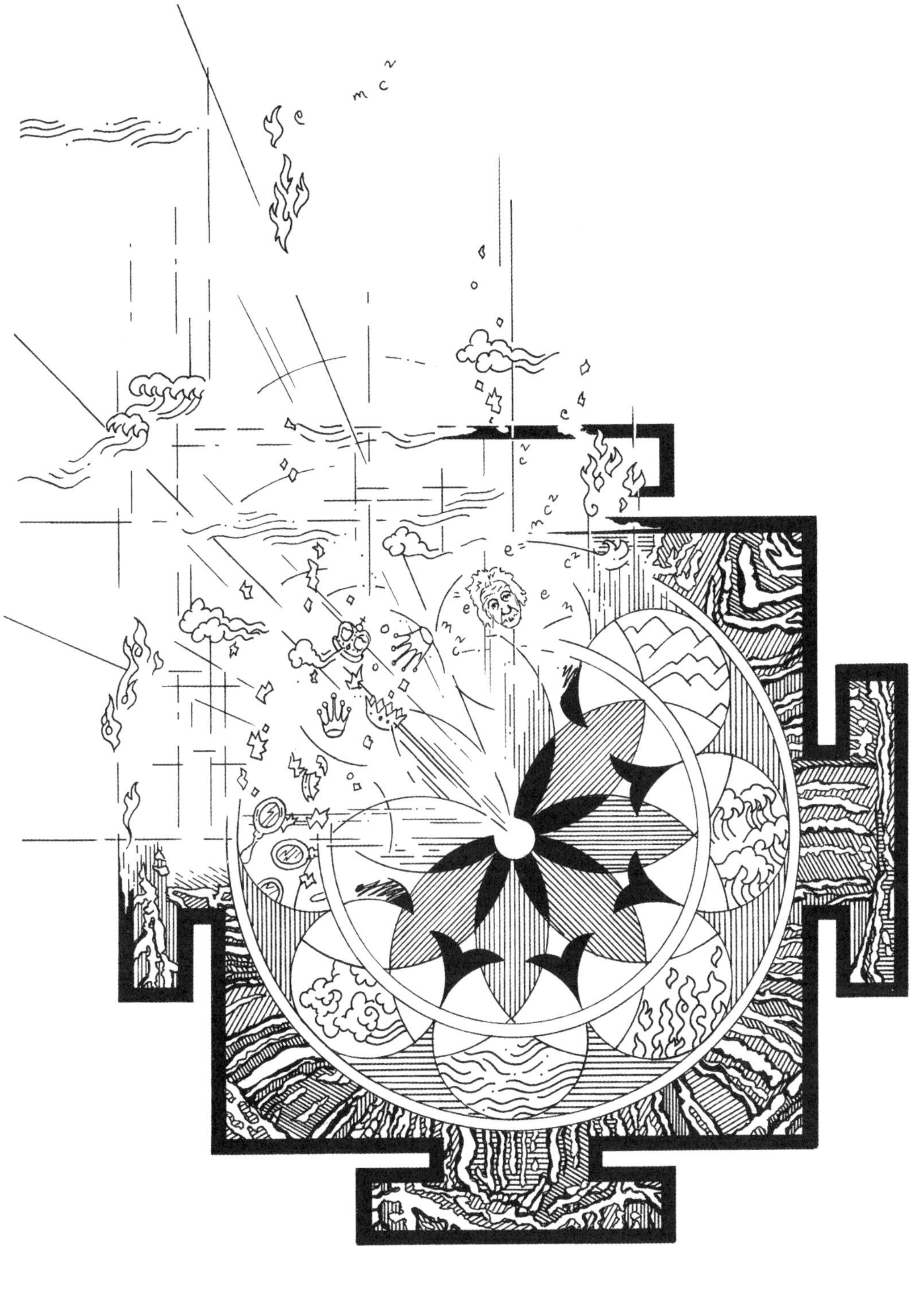
$e=mc^2$

是純意識的本質，或者說是開放的純意識。

創造勢能最終是一面空鏡，反映著純意識的光。或者我們可以說，創造勢能是透過純意識之開放、本空之體性所照耀的光。此時此刻，我們不再有任何關於純意識的意像或隱喻。純意識不是一個東西，不是一個單獨的男人或女人，也不是一種推動力、吸引力或具任何的質地。在哲學上，純意識的概念一直是用作為冥想的工具，以保持創造勢能開放。由於純意識總是超越任何定義的範疇，亦不是個相對於創造勢能的「事物」，因此衍生了數論系統是否其實是個二元系統的問題。

創造勢能揭露純意識

數論之後出現的許多哲學思想流派都曾質疑，如果純意識和創造勢是完全獨立的，那麼它們如何相互影響？如果所有被感知者和思緒實際上都是創造勢能，你如何了解或思索純意識？在數論體系中，所有事件和所有現象，無論它們為何，都是相互關聯的。

這是因為數論系統內的一切都是創造勢能之三股屬性所編織的一部分，並且是開放的，空無自性的。因此，當我們將創造勢能的本質描述為完全開放時，我們最終就是在描述純意識。這足以讓人頭暈目眩！這就是為什麼數論哲學如此令人難以堅持，如此易受批評，這也是為什麼數論被那些在字面上斷章取義的人；以及那些試圖將純意識變成一種事物、一種象徵、將其人格化或形式化的人，所拒絕的原因。

二元論的問題在於它在精神和俗世之間，或者在較低的層面上，在身體和思想之間，造成了不可逾越的隔閡。這個差距對理解概念是有用的，但如果我們的想法變得過度嚴厲和頑固，我們就會開始將世界視為無用、悲慘、無常和邪惡。更多的時候，我們甚至會認為身體不好。若是如此地預先判斷，那麼身體和世界就並不會真正值得或感覺足夠有趣，讓我們沉思和欣賞，而我們也放棄了理解數論之井的挖掘。

據說創造勢能的功能是揭露純意識，就像鏡子將凝視它的人，顯示為他們自己一樣。也有人說，創造勢能透過在至上意識的鏡映，使創造勢能完全地被釋放，或使純意識自然地閃耀。在關於數論哲學之主要文本——《數論頌》（Sāṁkhya Kārikā）的結尾，有一首美麗的詩句，揭露了純意識最美妙的的狀態，描述了創造勢能被照見之際。

這建立了一個比喻，其中創造勢能被想像為一位玲瓏的女舞者，動作優雅，全然忘我，而至上意識是被動的男觀察者。當創造勢能注意到她被觀察為她自己時，她變得害羞，這實際上是她的本質，遂停止了跳舞，而導致她的未顯化狀態，此時據說創造勢能的花，就變得像鏡面一樣的光滑。當創造勢能因被照見而停止跳舞時，純意識就解脫了，只是單純的安住在它的真實自性中。這個比喻是為了舉例說明瑜伽的過程，即於事物生起之際，簡單地觀照。我們以完全開放的心智觀看，全神貫注、敬畏和欣賞。《數論頌》解釋說：

> 正如舞女在向觀眾展示自己後停止舞蹈一樣，創造勢能停止向純意識展示她自己。……我的觀點是，沒有什麼比創造勢能更謙虛了：知道「我已被看見」，她就不再出現在純意識的視線之內。因此，純意識從未曾被拘束，無需被解脫，也超越輪迴。創造勢能，五光十色之創造的支持，輪迴流轉，受束縛，也被釋放。……因此，從明辨識的修行中，產生了智慧：「我不是」、「一切皆非我所有」和「非

> 我」，它是圓滿無缺、清淨的、絕對的。（第五十九、六十一、六十二和六十四節）

純意識空無自性，因此所謂的純意識非「一個」純意識（即使要將其概念化，也必須只是暫時的將其視為一物）。這個悖論是個好消息。數論的二元論與奧義書的非二元論得到和諧。有了持續的明辨覺知，就沒有必要對我們所觀察到的對境急於下結論，也沒有必要尋找或製造出純意識的形象。

事實上，現在我們甚至可以見證有一個「我們」在觀察，就在「我們」融入了情境之核心的同時。如果心智開始關閉，我們開始對觀察中的任何情境下結論，而被觀察的情境隨即變得羞怯，所觀之對境的真實本質亦從觀中消失。取而代之的，它轉化為我們對直接經驗之心智的投影。

因此，真正的深層瑜伽狀態，是那些讓情境暢通無礙出現的境界。我們所有人都很難對任何體驗保持無障蔽的覺知，因為當觀察第一次出現時，我們自己的心智就會覆蓋它，而所觀之真正暢通的本質就會立即消失。

反聞聞自性

然而，隨著我們深化瑜伽練習，我們發現在某些時刻，對正在見證與經歷的情境，我們可以暫停本能的理解、標籤、定義、分類和判斷，於是我們只是單純的見所見。這種開放性和覺知的強度，與在持續重新喚醒感官之際，不斷地將我們的意識再次反轉向內折的需要，總結了瑜伽的整個過程。

正如我們所見，對數論系統的理解可能是難以捉摸的。心智理解它，然後你眨個眼，心智立即倒溜，將純意識與創造勢能混淆，忘記了三屬性間的交織和相互支持的特質，以及覺性和末那識的重要性。再次將這個系統想像成一個幾何圖是很有幫助，形狀像一朵花瓣向中心合攏的花朵。如果你從該圖的中心向上拉，就好像你在拉開一個蒸蔬菜的籠子或花本身，它便展開並開始形成在哈達和密宗瑜伽傳統中，用作內觀的脈輪系統。

另一個針對數論系統有效的想像，是在我們的花或曼荼羅圖像的中心，放置一個洞。這樣，它的中心就沒有「物」了，你開始明白數論之輪實際上是空的，它的核心是空間。以這種方式看待數論，你很容易看出與佛法觀點的相似之處，在這種觀點中，宇宙的所有組成部分、所有元素，其深層本質中都是空而無我。

不二，非一

受到其他學派和神話的影響，使純意識與創造勢能的模型擬人化且更容易理解。由於非二元論最終將世界本身視為 ātman（大我，本我），因此創造勢能不再被視為無意識的、純粹機械性的、死氣沉沉的能量。她成為了一位充滿活力的女神，而純意識被喻為這位女神的情人。它們不二：每個都無我，並且有他者作為本質，作為自己的心。它們非一：它們的交相作用產生了喜悅，和在相連時刻之不斷的啟發。

這種對數論哲學的明顯升級，直接表明了拉達和奎師納（Rādhā & Kṛṣṇa）、悉多和羅摩（Sītā & Rāma）、濕婆和夏克提（Śiva & Śakt）的神話，是如何容易地形成。印度神話中這些著名的神仙伴侶，都與彼此有著最親密的關係。在奎師納的心中安住著他摯愛的拉達，而在拉達的心中是她的真愛奎師納，悉多和羅摩、濕婆和夏克提，都也是如此。這種相互依存的關係，使我們能夠從內到外的體驗世界，就如同這兩者的結合和重新結合，它們就像一根棍子的兩端，並不是真正的兩個。

在我們的瑜伽練習中，這可以作為上行氣和下行氣相互依存波的立即體驗。兩方一起合作，交相滲透，偶爾暫停或結合。這種深層相互連結的隱喻，擴展了我們對核心情緒的理解，讓我們能夠藉由與他人的關係，真正理解我們存在的豐富性。

當下的直接體悟

從這份理解中，我們可以看到，數論宇宙超越但並不反對世界的歷史觀點。時間的開始被定義為當下，而不是大約一百三十七億年前的大爆炸時期。宇宙的開始就是現前，就在此時此刻。從數論的角度來看，我們的宇宙，在被我們創造的同時，也給予了我們。它不斷地、每時每刻地，從當下擴展開來，然後回到當下。

數論宇宙更非凡的地方在於，你實際上可以透過自己的身體來體驗這個視角；它不僅僅是透過研究在認知上理解的宇宙理論模型。相反地，它是對我們始終沉浸其中之創造性能量的直接、活力盎然、脈動本質的理解。因此，所有不同的瑜伽練習，都旨在將創造勢能的宇宙帶入直接和立即的體驗，而不是寫在筆記本裡的用來復誦的簡單描述。

因此，我們發現瑜伽的研究，可能包括檢視不同瑜伽流派的歷史。它還可能涉及研究先知者在數千年的實踐中，對瑜伽的不同哲學和沉思。但在瑜伽中，我們主要在持續研究自己的直接體驗，而數論系統就像一張路線圖，幫助你非常密切地觀察自己的體驗。

從這個意義上說，數論宇宙現在就從你自己的狀況開始，從你當下正在體驗的覺受、感知和思想開始，悉皆如是。然而，宇宙也在當下全然開放的結束——了無理論和陳見的——觀照著這些完全相同的事物。

第六章

《薄伽梵歌》和愛的揭露

我向無上的至樂，瑪德達瓦（Madhava。譯註：奎師納的別名）致敬，祂的恩典，讓瘸子能越過山峰，讓啞巴能辯才無礙地發言。

——《神曲讚頌》（Gītā Dhyānam）第八節，
共八節之讚美《薄伽梵歌》（Bhagavad Gītā）的詩集

所有不同的瑜伽流派和哲學，都植根於追溯至五千年以上的傳統組合。

在古代，教師會先有一段正式的教學，接著是課間的休息。在這些休息時間，他們本人或另一位老師，會用故事來舉例講解教旨，運用更多人能夠理解的方式，傳遞訊息的精髓。讓聽故事的人，連結故事與自身的經歷、感受和生活，直覺地理解生命的意義，以掌握更深層的意義和潛在的哲學悖論。最終，這些故事和神話被集合成更長的敘述。

這些敘述，蜿蜒穿過構成各瑜伽流派的不同態度、觀點和方法。各類文化中的經典神話，都是對生命的隱喻，有的甚至是隱喻再層層疊疊於隱喻之中。藉由刺激特定的情緒、經歷，和在日常生活中可能被遺忘或忽視的種種典型，旨在喚醒存在深層的覺知。既然是隱喻的形式，不從神話的字面上做過度解釋，是很重要的，而讓故事所啟發的洞見被吸收，也同等地重要。從神話中汲取其寓意，就像從絕佳的劇場作品學習——你必須相信故事，相信角色和問題等都是真實的，並在情感上隨著故事情節同流，方能讓它發揮作用。

摩訶婆羅多

在西方，我們熟悉《伊利亞特》（Iliad）和《奧德賽》（Odyssey）的故事，這些神話史詩源自於古希臘說故事的傳統。早在希臘文化出現偉大的哲學流派之前，這些史詩般的故事就已經成為人們日常生活的一部分。類似的模式，也使《摩訶婆羅多》（Mahābhārata）逐漸演變成偉大的印度史詩，代代相傳。Mahā 的意思是「偉大的」或「延伸的」。Bharata 的意思是「古代國王婆羅多（Bharat）的大地」（實際上，今天的印度被稱為「婆羅多」）。因此，《摩訶婆羅多》是有關印度古代王國的廣泛故事集。

《摩訶婆羅多》不是只有一個神話，而是一個組合的神話集；它們被編織地極其錯綜複雜，讓人幾乎無法退後一步思考神話的任何特定部分，以訂下故事的最終框架。它綿延著，將次要情節合併主要情節中，繞到新的敘述者，又再轉回舊的敘述者。將《摩訶婆羅多》的更大版本，想像成萬事萬物的故事是很有趣的，我們甚至可能在其中找到自己生活的故事——那些在我們腦海中週而復始的相同情節和次要情節。

下次當你注意到你的頭腦正在創造見解、敘述或故事情節時，要知道，從這個角度而言，你的自我形象，只是《摩訶婆羅多》擴展版其中之一個子章節裡的一個角色！

《薄伽梵歌》

研究各種瑜伽流派的最偉大的文本之一，是《薄伽梵歌》，「神曲」（The Song of God），它是《摩訶婆羅多》的一部分。這是阿周納（Arjuna）王子故事的高潮，這位戰士發現自己處於道德和靈性的危機中，對迫切情況下應該採取的行動，感到困惑。

這本書從著名戰場——俱盧之野（Kurukṣetra）開篇，那裡聚集了兩個長期敵對鬥爭之政治王朝（一善一惡）間的軍隊。戰場的一側，是阿周納和他的長兄——正統的國王尤迪哈（Yudhiṣṭhira）。和他們在一起的是阿周納的弟弟和他的戰友，他們都兼具高貴和善良的品格。戰場的另一側，是他們的堂兄弟，他們都被認為是麻煩製造者，由杜尤達納（Duryodhana）領導。他是王國的篡位者——眼盲又虛弱的持國國王（Dhṛtarāṣṭra）的邪惡兒子。

阿周納的危機，在於儘管他了解導致戰爭的肇因，也與他身邊的戰士同出一氣，但看到戰場對面敵軍的臉孔時，他看到了許多他的堂兄弟、朋友和老師。他被衝擊地不知所措也動彈不得，因為知道任何的行動，都將使他深切關愛的人受到傷害。雙方都非根深蒂固的壞，也非完全好的。阿周納陷入了兩難之境，明白無論採取何種行動，其行為的後果以及因而衍生的問題，都注定是可怕的。

或許再也沒有比阿周納更艱難的情況了。危機的根源，始於阿周納是個可愛又心胸寬廣的好人；他善良、深富慈悲，而且非常誠實。他發現自己處於一個真實的凡人處境，在這個形勢裡，他感受到自己的衝突和煎熬，也感受到周圍所有難以置信的痛苦。阿周納意識到，一切他曾研究和沉浸的準則和信仰體系——他所有的理論和技術——都無法挽救局面，而無論他做什麼，他行動為或不行動，都將導致許多人死亡。而他衷心熱愛的文化，也可能遭到破壞。

阿周納的老師，神奎師納（Kṛṣṇa），恰好也是他在戰場上的車夫。在印度神話中，奎師納代表了上師的原型，被認為是老師中的老師，是眾生內心最深處的自我，而《薄伽梵歌》精心的刻畫，向精明的讀者（聽眾）點出他們和阿周納間的相似之處。

奎師納告訴阿周納，他迷失在名相的世界中，他的身體只是變化織錦中之一個極其短暫的現象。面對一切事物的暫時性，阿周納最初反應是萬分沮喪和恐懼。誠如他意識到自己正邁向死亡，聰明的讀者隨著故事的發展，了解到一切事物的無常本質，也看到自己目前處於死亡的過程，而萬事萬物的曇花一現的本質，就是生命的實相。

依此智慧與慈悲

《薄伽梵歌》的製作精巧，仔細閱讀祂，你不僅可以從智識上領會無常的事實，也能透過祂在你的肌肉和骨骼中的意義，得到切身的體悟。也許這就是這本書能產生如此持久影響的原因之一，因為透過這種發自於內的理解，就有機會能深入洞察實相的本質。當你體驗到呼吸的振動，並真正通曉相遇之一切事物的振動品質，當你感到周圍發生的一切都在不斷變化，那麼你就對生命的意義有了深刻的明瞭。然而，在第一次接觸到「萬般皆無常」之際，你可能會像阿周納一樣，變得沮喪，充滿恐懼和懷疑。

如果你密切注意這份於內在生起的心境，你或許會注意到自己的呼吸加快，它絕佳地顯示出你的脆弱性——當你的心向自己無常的實相敞開。而駕馭局勢的唯一方法，就是深富慈悲和智慧的敞開心扉。任何有過關係的人都知道，當你打開心扉，這種危機的滋味——死亡的困境——總會出現。這是因為如果你真的要體驗對方的真實面目，而不是將你的理論、成見或思想狀態投射到他們身上，你必須臣服或至少暫停你的這些理論。要維繫一段持續的關係，無論是與朋友、愛人、老師，或只是偶識，你，都必須讓開。

阿周納梗塞在名相的世界裡，此時他不僅需要放棄關於自己的概念和形象，更重要的是，他需要放棄對生命中其他戰士和人的概念和形象。接續著，他可以放下他對社會、宗教和法（dharma）的固定觀念。因此，在《薄伽梵歌》的開篇中，有個深刻卻非顯而易見的教旨——即我們與有情眾生，乃至萬事萬物，悉皆共享的無常本質。這個萬般皆無常的洞見，是讓阿周納證悟的先決條件，也是讓我們證悟的先決條件。我們必須由內而外的，對它保持全然地開放和專注。

《薄伽梵歌》的第一節寫道：「於此，法性之域（dharma kṣetra），和行動之域（Kuru kṣetra），共同聚集，渴望戰鬥，我的軍隊和班度（Pandavas）的軍隊，狀況如何呢？」（班度是阿周納家族的名字。）kṣetra 一詞的意思是「田野」，dharma 的意思是「責任、真理、宗教、法律和萬物的基本組成」，而 kuru 的意思是「行動」。

因此，故事開始於法性之域，宗教、深刻的理想主義領域，與實際的、有根據之必要的行動領域等，兩方相遇之處。你發現自己因為任何情況的要求而必須採取行動，而你的行動也必須符合你無論置身何處的真實。

《薄伽梵歌》的整個故事，正是我們展開瑜伽墊做練習時，每個人心中所上演的戲碼。當我們匯總瑜伽練習中所代表的深層法則，並在練習中採取某種行動的形式，以連結該時刻之身心的獨特細節時，這就彷彿我們正邁入法性與行動之域。無論緣由為何，我們都受其驅使，到墊子上開始練習。

在困境的關鍵時刻

究竟是什麼帶我們進入瑜伽，我們練習的意圖是什麼，以及我們在瑜伽墊上實際做了些什麼，都是因人而異，而就個人而言，原因也往往是日異月殊。「我是應該努力嘗試，表現出真我的光彩和喜悅，還是應該放輕鬆，保持慵懶、沉悶和安全？我要極度奮力，傷到自己，還是退一步享受陽光？」每次練習時，諸如此類的問題，都會依不同的情勢和組合不斷地出現。對愛好鑽研的我們而言，這些答案並非總是顯而易見的。

踏上墊子時，我們就步入兩軍間的戰場——選擇和反選擇、思想和反思想，以便我們處理自身情境的特殊性和整體性。像阿周納一樣，我們可能會發現我們需要一些忠告。《薄伽梵歌》中的英雄阿周納王子，深深地捲入了一場惱人的、自相殘殺的戰爭，陷入了靈性和現實的兩難境地。任何一方都非完全好也非完全壞；兩造像硬幣的兩面一樣地相互依存。無論是戰鬥的論據，還是反戰的推理路線，都不是無懈可擊的。

如果他決定什麼都不做，那麼邪惡的軍隊就會征服善良的軍隊。這將對整個文化造成極大的痛苦，因為不公正的統治者接管後，會導致整個文明的混亂。另一方面，如果他決定進行所謂的正義之戰，那麼甚至雙方所有的貴族都會被殺死。最終，即使這種行動的選擇，其結果意味著建立一個更加公正和有意識的社會秩序，也可能並不值得，因為許多能夠享受如此美好王國的人都會死去。

在他的朋友奎師納（老師或上師的原型）的陪同下，阿周納在情勢中清醒了，遭逢靈性的危機。他喊了暫停，正是在此暫停之際，展開了《薄伽梵歌》的故事。或許再也沒有任何處境，比阿周納所面對的更困難。這個量身定做的困境，將他困在一個無論公式或慣性反應，都無法解決的十字路口。這種困境是身而為人之境遇的精彩代表，在人生的關鍵時刻，我們每個人都會發現，身處於自己獨特的阿周納危機版本中。

阿周納感受到的部分衝突，源自於他已經是相當成熟的、具智慧的瑜伽行者，也深富同情心，而作為一名戰士，他需要（在不可避免時）採取一些暴力行動。但是他生活在一個不完善的社會，法規也有缺陷，所以無論他採取什麼行動，都必將承受很大的痛苦。

《薄伽梵歌》的一個主要主題，是我們所有的行為都有一些不完美的成分。任何特定行動的結果或許是好的，但不會絕對完美。即使是那些看起來很糟糕的行為，也很可能含有些好的元素，或是能產生某些積極的影響。

同樣地，所有的實踐體系（瑜伽、宗教、政治等等）都存在一些缺陷與盲點。因此，如果你堅定不移地練習一個系統，那麼某些事情終將無法處理或得到解方，也很可能會在練習和生活中的某些面向，持續地無知無覺。在這些必須採取行動的情況下，我們陷入一個進退維谷的狀態，即做也不是，不做也不是；然而，《薄伽梵歌》提供了這樣的洞見：秉持著面對最初之危急困境的專注力，體會行動的餘韻，能防止我們落入將眾生和事物，簡化為其名與相。

覺智瑜伽

《薄伽梵歌》的故事演示了如何停止解決危機的循環，避免因暫時的解方而引發日後更多危機。承認名稱、形式、理論和技巧，在性質上皆有其瑕疵，打開《薄伽梵歌》愛的大門，故事於此揭露。

微笑的奎師納向沮喪的阿周納，提供了第一個正式教旨——數論瑜伽的基本原則。他向阿周納解釋了祂或阿周納（或戰場上的所有戰士或任何人，就此而言）從未曾不存在、也永遠不會停止存在的觀念。

他解釋道，正如我們從童年到青年、老年一樣，死後我們將運用另一種身體，而智者不會對此感到困惑。奎師納闡明了戰場上所有戰士的身體都將死去的想法，因為它們是創造性能量（prakṛti，本質上一直在變化）的組合。那些戰士的身體，和眾生的身體一樣，都是無常的。即便他們在此戰役中免於一死，終究也是必死無疑。他繼續闡明，從這個角度來看，真正重要的是真我、至上意識（puruṣa），即真實的自我。這個真我既無所不在，也遍駐於你我，是堅不可摧和不變的。即使身體會改變和死亡，真我卻不會。有了這個洞見，阿周納看到，為了解決他的危機，他需要遵循覺智瑜伽的道路——洞悉智慧的瑜伽。一個清淨與整合的覺性，能引領明辨的智識，或是說擁有區分永恆和整體，虛幻和無常的能力。

覺智瑜伽是數論中使用的術語，指的是一種更廣泛的方法，稱為jñāna 瑜伽，即智識或智慧的瑜伽。阿周納學習到，僅僅了解明辨知識的價值是不夠的，必須將洞察力融入對人類狀況之廣泛而完整的理解中，才能得到真正的洞見。

隨著《薄伽梵歌》故事的繼續，它闡明了雖然明辨力是不可或缺的，而很重要的是必須了解，即便是對實相本質之最強大的洞見，其本身也是個概念，也是創造勢能的一部分。洞見的結構和容器，最終都必須被放下。僅憑智慧，智力本身往往會創造出隱藏在背景中的微妙自我或知者。這可能會導致自豪感，並可能造成對世界和無知者的蔑視。即使是覺智瑜伽本身所包含的智慧，也必須回溶於心，而不是變成教條，否則，驅動行動和思想的，將會是理論而不是觀念的真理。

例如，如果你在街上走到一位陌生人面前，開始向他解釋一切皆幻，然後繼續嘗試解釋整個數論瑜伽體系，你得到的反應多半將是困惑或懷疑。對沒有在生命意義上進行深入哲學探究的人而言，你所提出的實相觀點可能是令人感到沮喪的——諸法如幻，萬般無常——即使這個哲學的立場可能是宇宙學的真實面。

這是哲學家遇到的問題之一；當數論瑜伽（或任何相關的觀點）被枯燥的呈現和奉為教條時，它完全錯過了哲學的根源——它試圖解釋和回歸身而為人之狂喜和豐富的經驗，闡明當法性職責與實際行動在現實世界相遇時，在我們心的核心深處，到底發生了什麼。

行動瑜伽是工作的藝術

《薄伽梵歌》的故事裡，有關領受和過濾對教義的理解上，阿周納扮演了完美的角色，因為他的心是如此開放和敏感，以至於他有與生俱來的能力，讓洞察力一次次地融入他的心，穿越他的覺性。例如，他上了戰場，在一觸即發的戰鬥中，對雙方所有參與者都深感同情。戰鬥還沒開始，他就被撼動的嘴巴也乾了，頭髮都豎起來。當他被一股壓倒性的同情心，和不知道該採取什麼行動的苦惱所席捲，他感到更虛弱了，他的弓從手中墜落。

奎師納最初的數論瑜伽教導，讓阿周納更加困惑和徹底地不知所措。因此，奎師納繼續傳授阿周納行動瑜伽，它更吸引人，也較為人性化些。

行動瑜伽是致力於事的瑜伽；這是工作的瑜伽。眾所周知，生活中最好的療癒之一，就是出去工作，讓自己著手做點什麼。好的工作讓你從理論的高塔下來，腳踏實地，因為當你再三地適應現實情況時，你必須使用也放下技巧和工具。行動瑜伽起始於對衣食、生存，或許賺薪水的需要。食物或薪水的結果是生存，也希望能為身體和家人帶來健康。身體和家庭非幸福、快樂，但非工作的最終目標或目的：智慧和慈悲才是。行動瑜伽的基本前提，在於工作時，你最終應該為了工作的樂趣而工作，而不是執著於你的行動成果。

如果你工作是為了致富或成名，如果你工作的動機是做好事或成為更好的人，你很容易就會執著於那些目標和你是誰的想法，也可以對你的工作成果產生執著。比如說，你做了很多好事，別人經常跟你說你的工作是多麼的重要，你多有價值——沒有你，事情就不一樣了。很快地，你開始認為自己很慷慨大度，不久後，也覺得難以想像沒有你世界該如何繼續；你變得迷戀並執著你的形象，因為你的工作向你展示了自己是個心胸開闊、才華橫溢的人。

這是心智功能的自然發展——尤其是當其他人用讚美來支持你的自我時——它提供了一個機會，要不是咬住誘餌，陷入自我陶醉的境界，就是退後一步觀察你的心智運作，是在拒絕它或緊抓它。

行動瑜伽的顯著特徵是，即使你可能奉獻自己的工作成果以造福他人，但老實說，你不會對從該奉獻中可能獲得的任何好處，抱有一絲期望。以這種方式，工作本身對你是重要的，最終成就藝術作品。

從瑜伽的層面而言，所謂藝術，它不僅僅是創造一個漂亮的設計、生活中某些事物的精確複製品，或宗教裡某些方面的精美表現。相反地，它是心靈與存在之本質的連結——與每個人存在之實相的連結。有鑑於此，行動瑜伽之路的精髓，在於理解瑜伽是工作的藝術。這種渾然忘我的藝術，自然是有益於他人的。

無所執的成就藝術

一旦我們承擔了任務並開始工作時，我們發現自己起始了一個最終導向獲得洞見和實相的過程，儘管一開始，我們或許對呈現之情況所該有的行動，產生許多困惑的想法和相異的選擇。這與阿周納在面臨行動的兩難時所經歷的困惑相同，而每當面臨多種選擇，我們必須在這些選擇間做出抉擇，才能採取行動。但是為了工作，我們不得不採取一些行動，於是我們逐漸開始了解工作的情況和影響，這使我們再次返回工作時，能夠更佳地完成它。如果我們堅持工作本身的本質，而非專注在行動的成果，我們終將發現自己與實相同在。

這就是行動瑜伽的運作方式——我們簡單的始於採取具意識的行動，善巧的經營，然後自然而然地，我們的工作品質會融入其背景情境中，因此能工作地非常出色。因為工作時不抱期望，也不執著於回報，了無從中得到什麼結果的心態，讓我們能高度專注、心胸開闊的工作。這實際上是人們在工作中變得極具效率，在藝術或行動中變得天賦異稟的竅門。

如果你曾經學習過樂器，你可能經歷過該過程。當音樂非常無縫的流暢著，而你演奏時彷彿無人表演，音樂就只是以自己的方式流動，直到你的身體開始有些緊張，你就分心了。學習樂器的路程，最終你會發現自己要歷經無數的失敗，直到真的放下了對表演之附帶價值的任何執著，也只有如此，你才能融入音樂，總算開始演奏樂器只為了演奏它。

這是行動瑜伽所激發的潛在覺受。如此的工作，總能帶來極度愉悅的美感，而正是透過美感的體驗，我們方能發覺自己與他人的深層連結。行動瑜伽，或許會表現為我們對幫助或服務他人的渴望，無論他們是直系親屬還是朋友，無論行動是否出於服務整個社會的願望。當我們致力於所需的工作，而工作的本身就是快樂，那我們就是在實踐行動瑜伽。無論適當的行動為何，你都必須願意親力親為地投入其中。即使是最簡單或最卑微的工作，其本身就是路徑，而它能支持所有其他類型的瑜伽。

事實上，無論投身何種瑜伽的實踐，你都會發現行動瑜伽是其運作的要素之一。透過行動瑜伽，工作本身成為一種對美學和美的領略——這份藝術的體驗，啟發了對美感的品味基礎與深度欣賞。如此地工作是很充實的，而當美感得到滿足時，很容易地，你就能健康的超脫行動的成果。事實上，這就是奎師納盼望阿周納領悟的洞見，即無執於一切所做的能力，乃取決於對數論哲學的理解。

實踐自己真正的法

《薄伽梵歌》的故事，衍繹了某些類型工作的必要性（在阿周納的情況下，參加戰鬥的必要性），也表明透過工作領會美學的體驗，關於個人法性職責的關鍵概念，也變得更加清晰。

「法」的諸多重要意義之一，是吻合你真實、深刻之個人本性的身分。從這個角度看法，我們了解自己必須做些不同類型的事情，才能滿足。這些工作必須與你生活的情境相關，這些職責也被認為是你的法。例如，就某些人而言，事實證明他們的法，在於有必要找到工作和學習處理財務的問題。而其他人，或許有必要創造藝術或創作音樂，或者有的是為了照顧生病的父母而放棄繪畫或作曲。

一切這些不同又獨特的情境，都是我們個人的法性職責，它定義了為我們安排的真正工作。認識到我們需要根據自身獨特的歷史光景，為自己做真正必須做的事情，這一點至關重要。我們是誰和在哪裡，相關於我們餘生——我們的家庭、我們過往的選擇和行為、世界的狀態，而所有這些都有助於確定我們向法之路。

同樣重要的是要記住，正如《薄伽梵歌》中所指出的，有缺陷的實踐自己的法，都好過於完美的實踐他人的法。換言之，我們每個人都必須遵循自身之法。與其追求你自己任意想像的法，忽視它對旁人的影響，或是承擔他人的法，從而避免真正連接自己內心和直覺的工作和關係，你真正的法，必須在你的實際情況下，與你內在的真實毫無二致。

通常，當我們從事某項活動或工作時，我們會發現我們對該工作的想像，是有所缺陷的。我們展開崇高的看法，立下偉大的計劃，但在真正執行時，我們會發現偶爾的粗糙邊緣，或者遇到了些始料未及的意外插曲。奎師納向阿周納解釋，就像火總是有煙一樣，所以無論你做什麼，總會有不完美的殘餘。最終，要嘛你必須將殘餘物本身，奉獻回自己的意識之火，要嘛你必須回過頭，創建另一個小計劃來處理該殘餘物。

這就是為什麼完美主義者，似乎總是在努力工作：他們不斷地回去整理邊緣，因為沒有完美的解釋，也沒有正確無誤的作為。這種無限延伸地處理殘留物的過程，無所不包，即使在我們的瑜伽練習中也是如此。如果你是一個不屈不饒的完美主義者，你有時——幾乎是偶然地——會被實踐之純藝術所浸沒；當我們在無意中將實踐——我們的工作和它的殘餘——奉獻回它的源頭，我們就會發現這些時光。

放下了完美主義，你才能體悟瑜伽姿勢的充實感或完整性。如果這種奉獻練習回其源頭的意圖不是練習的一部分，那麼瑜伽練習本身，就可以成為史上最佳的自我折磨系統；完美主義者喜歡抓住它，以這種方式濫用它。請記住，法是依人而異的；如果你不是完美主義者，那麼放下完美主義也不會是最好的途徑。

藉由奉獻觀察心智

行動瑜伽體系表面上的缺陷之一，是假使我們只單獨的行使它，就很容易陷入瑜伽是機械性的概念，認為如果只要執行某些特定的行動，就能得到某些特定的結果。實際上，在印度哲學裡有一整個流派，叫做噶瑪彌瑪薩（Karma Mīmāṁsā），它由精確的儀式所組成。它的基本理念，是如果你完全地執行一系列非常詳細無誤的儀式，那麼你一定會得到儀式的益處——基本上就是直接上天堂。它的理論在於，如果你機械性地遵循特定規則，眾神會給予你一定的獎勵。這當然是個謬誤的想法，它將宇宙簡化為一台機器，從而將與他人的關係原則，簡化為預定的機械性監獄。

另一個只從事行動瑜伽的不足之處，是當工作昇華為藝術時，它缺乏真正能提供的語言，或如何精煉的方法論，以處理在實踐中所激發出的深層美學體會。因此，在《薄伽梵歌》的故事中，奎師納向阿周納傳授了行動瑜伽之後，介紹了一種稱為奉獻（yajña）的犧牲性實踐。

所有行動和工作，最終都是對產生某種型態之結果，在精力和時間上的投資。不執著於成果，放棄你行動的果實，是業（karma）的藝術。犧牲或奉獻，帶來了放棄意圖將結果——整個過程——提供給他人的行為。這擴張了我們對所擁有與一切所做的見解，並進入更大的矩陣中，超越自我為中心的需求。

在古老吠陀之宗教中種種對神的獻祭，是為了取悅和滋養諸神，作為潤滑自然循環的一種手段。反過來，神會賜予及時雨，雨使莊稼生長；然後莊稼被收割並作為祭品被食用；也成為獻給眾神的供品，而這個美好生活之輪，就能繼續下去。即使你不相信多元宇宙或泛神論宇宙，如果你能將眾神祇，視為代表覺性中更深層之模式和觀念的集合，如此地理解萬物之交相滲透的本質，就依然會是有意義的。

瑜伽的奉獻，讓我們有發自內心的體會：藉由你提供為奉獻的行為，觀察它如何深刻的影響深層心智、情感，和小我當下的運作，即我作（ahaṁkāra）。那些我們稱之為自己內在的神祇，輔助了我們對自己和他人是誰之看法。它們顯示出超過我們能控制的力量和衝動，也是我們賦予事物價值的方式，用來評估行動的結果，以及想像我們的意圖和計劃。

有為中見無為，無為中見有為

在吠陀時代，火祭是供奉內神和外神的主要儀式，將各種象徵性的物品倒入或放入火中。這些奉獻祭品的實踐，最終揭示了它的願景：生命中一切的事物和過程，都是相互依存的，它們透過犧牲的行動維繫運行，在循環中不斷更新。

在《薄伽梵歌》中，奎師納精妙的解釋了古代宗教祭祀。奎師納說祂自己，作為眾生心中的真我，才是犧牲的真正接受者。祂也是眾神的真我，別無他心，也不期望任何人的行為成果。祂不受任何工作的束縛。

考慮到這一點，當我們奉獻般的實踐工作的藝術，就可以體驗到一種自由感，並能以同樣的方式免於自己工作的束縛。這種修行的態度所帶來的巨大滿足感，使我們能夠領悟《薄伽梵歌》的核心奧祕之一：在有為中見無為，在無為中見有為，了知身心皆無我，美妙的非二元世界觀。

要真正理解這個矛盾之有為——無為的公式，我們必須剝開它展開的層次，以進入它的背景。

第一層，揭開了我們對數論背景的理解：當體驗到身體或心智的行動或波動時，它是創造勢能作用於創造勢能。你，作為至上意識——真正的你，沒有在做任何事情。這有很多異曲同工的敘述方式。不執著的行動，無一己之私的，不種下未來必須解套的業因或執著。這種具意識的行動，能生智慧（jñāna）。

「瑜伽，是行動的藝術」，奎師納說。

這段的「神曲」中的詩詞，總結了自然循環的奧祕：「**梵（Brahman）是奉獻的行動；梵是祭品，將祭品投入火（梵）中的是梵。體驗梵與行動無二無別的人，了悟梵」（第四章二十四節）**。

一般而言，我們的心智將梵描繪為超越時間的，祂是純粹、無限喜悅的寧靜基礎。而我們將色相、行動，甚至振動，都理解為不同的。這是由於心智的自然傾向，是造作出梵的形象和概念，以便思考梵可能為何。然而，色相、行動和振動，都無止境地交相連結，因此最終它們與梵並無二致。

如果將純意識想像為火，你就能體會深刻的瑜伽練習，就如同經典吠陀火祭內化的型態。在《薄伽梵歌》中，我們找到許多有關如何實際體驗這一點的建議。例如，我們可以將感官對象，如聲音、氣味或體現的覺受，奉獻給感官之火。我們可以將所有感官和氣的活動，奉獻給純意識之火。接著，將控制吸氣的上行氣，奉獻給控制吐氣的下行氣，然後反過來，將下行氣奉獻給上行氣。（當然，這是調息法 prāṇāyāma 練習的基礎。）

事實上，在《薄伽梵歌》的故事中，奎師納傳授了許多不同瑜伽犧牲與奉獻了法門，似乎是為了消弭練習的分裂和宗派間的誤解。

最後，奎師納介紹了以知識作為最終極之犧牲的觀念。知識

（jñāna），是行動和有意識之奉獻的產物。我們能簡單的以新弓射箭之舉來做比喻。第一次的射擊未達目標，為你提供了些調整行動的資訊。第二次的射擊太過偏左，你再度校正。很快地你和弓皆校準了，你的身體與心智，對射擊、新弓和當下的狀況，載攜著射箭藝術的智慧。沒有行動——沒有射擊、錯失和校正——就沒有真正的、紮實的知識。

專注的內在獻祀，其過程收集了各種細微層次的材料，然後奉獻並放下它們作為祭品，逐漸地增加我們對相互連結的理解，直至洞悉一切事物的本質。

知識的犧牲與奉獻，可以從兩方面來理解。首先，犧牲——及一切的工作——是在理解工作是無我的情況下完成的；它本身就是一種快樂，因此不會對自己或他人產生妄想或無知。其二，是必須放棄或犧牲知識。知識當然不是可以扔進火裡的東西，但作為純粹智慧載體的公式、符號、片面哲學和語言遊戲，卻能燃燒得很絢麗。它們必須被視為是依賴於背景因緣的結構，就像我們周遭粗重的、有形的物體一樣。奉獻它們，意味著進入一種未知、無我相或人相的狀態。

以禪定瑜伽洞悉心智的把戲，體驗真我

在《薄伽梵歌》的第六章，奎師納決定教授阿周納禪定（dhyāna）瑜伽，即冥想的瑜伽。祂介紹了作為古典瑜伽練習之冥想的正式結構。祂藉由將其置於整合美學的廣闊視野中，以構成日常生活世界之直接體驗的一部分，祂謹慎地協助阿周納避免在此一嚴峻的道路中，經常遇見的許諸多障礙和誤解。透過這種心智的專注，你可以直接體驗到本心——真我——它就是純意識。

這種與真我的相遇，即便只是霎那間，也能揭露出沒有比它更偉大的經驗或實現。這是一份完全令人心滿意足的體悟。實相的滋味是如此地深刻，以至於即使面對最混亂的困境或至深的悲傷——即使面對死亡，那些體驗過純意識的人，也不會從這份瑜伽的深層內在了悟中有所動搖。

所有瑜伽之目的，都是這種存在的境界，尤其是禪定瑜伽的修行，因為它修心，念頭接著念頭的，對純意識的體驗持開放的態度。奎師納引領阿周納沉浸於冥想瑜伽，讓他對實相有足夠的體驗，能夠本著力量和明晰，在戰場上面對當前的情勢。

在《薄伽梵歌》的故事中，奎師納非常謹慎地向阿周納指出，瑜伽不適合「了無熱忱之火」（lights no fire）的人，這意味著它不適合會因懶惰或逃避，而疏離嚴苛工作的人。相反地，瑜伽適合那些深受啟發的人，他們聚焦專注的工作，同時真正不執著於自己辛勞的成果。

奎師納解釋，當一個人踏上瑜伽的道路，業力（工作）被認為是道途。在這個背景下，工作可能意味著研究或做瑜伽體位法的實際行動，或在體內的覺受出現時仔細地觀察它們。有些禪修的階段非常痛苦，會是艱難的工作。我們想要輕鬆的享樂，對心智可能會呈現出感覺模式、情緒、神經質的思維模式，或地獄般的情況，就會被反射性地拒絕。我們傾向於跳開，認為冥想是無效的，或者我們失敗了，或者我們需要不同的老師。

然而，正念練習或明辨覺知的練習，簡單要求我們「與它同坐」或「如實視之」。這說來容易，而倘若意識所升起的內容是自我的陰暗面，做起來就有難度了。看透痛苦和地獄的概念，對於瑜伽練習而言，絕對是至關重要的。否則，我們可能會自視是進階的練習者，而實際上我們患有大頭症。

因此，瑜伽的最初工作，是仔細觀察你的心智：在調息法中延展呼吸時，在身體進入體位法之際，在禪修中，於心智創造的天堂和地獄之全光譜呈現時。透過學習在瑜伽的這些面向中保持凝神和專注，你會發現真正的工作，是對此時此刻的熱切、充滿熱情的探究，探究當下實際之所生，如是觀之。

因此，對於初學者而言，工作，就是通往自由的道路。

對於已經了悟瑜伽並真正覺醒的人而言，無為或無修，被稱是他們的路徑。換句話說，一旦你被實相的本質喚醒，能在純意識中體驗當下，那麼你就允許宇宙做它的運行。一旦你完成了所需的初始工作，那麼心智和自我、感官和氣息等所有的深層內在機制，都會自行流動。那時你所要做的，就是繼續讓開。

因此，如果你仍然是練習中的初學者，心智仍被受限的體驗與想法而束縛，那麼你的工作就是觀察這些受限的模式。當你打開了身體的中脈，去除了中脈下口堵塞的昆達里尼（kuṇḍalinī），使生命能（prāṇa）自然地進入中道時，那麼修行就僅是為了領略中脈開敞的美學體驗。

當心：自我的結構，會很滑頭的避免它的消融。許多瑜伽修行者，喜歡想像他們已經進步到無為即是其道路的階段。事實上，他們缺乏如雷射光般集中專注的能力，無法看穿自我在他們心智中玩的把戲，即使他們偽裝的陰暗面暴露了，也一樣的自滿和賣弄聰明。

持續的練習和不執著

瑜伽的經典系統，都伴隨著傳統上與之相關的各種圖像。在山中苦行隱士的形象，或在她的鹿皮上日復一日禪坐的修者，或瑜伽士做姿勢的形象——像椒鹽捲餅般扭曲地坐在他的洞穴外。然而，所有這些聯想都遺漏了一些東西，因為它們只是從外在的角度描述正在發生的事情，而不是瑜伽士的內在體驗。瑜伽的樂趣，在於找到真實的自我，及其本具的自由。

練習瑜伽時，你開始意識到許多其他的眾生，就像你一樣，仍然陷入所謂的輪迴（saṁsāra），糾纏和迴盪於有條件存在的流轉中。接著你開始洞悉一個事實，無論描述多麼透徹，無論再完整的方法論，都沒有任何文字和理論可以真正表達如何獲得瑜伽的自由。

透過瑜伽所衍生的洞察力，是一個完全獨特的個人體驗。在古典瑜伽體系中，獲得這種啟蒙形式必不可少的關鍵要素之一，是臣服，而這通常被描述為臣服於神。獲得證悟的另一種方法，是簡單地將你定靜的種子（如果你有這樣的種子）扔入未知。本質上，這些是同一件事，因為如果你要臣服，你必須信任實相的本質。你必須放棄你的理論、技術和方法，這樣你才能自由地臨在，單純的與眼前當下體驗中出現的任何事物共處。當然，問題是該如何做到它。

事實上，並沒有真正的特定公式，可以確保你知道或能夠放棄理論、技術或方法。例如，如果你正在向一位才華橫溢的藝術家學習如何創作藝術，情況也是如此。老師可以向你展示各種方法和技巧，但無法真正提供某種特定的方法或技巧，以確保你成為一名偉大的藝術家。相反地，你必須接受教導；你必須努力應用以吸收它們的意義並再三地應用。自己要成為一名偉大的藝術家，你必須奮發磨練自己的技能，以便知識持續的吸收，直到幾乎本能地知道如何將其應用於創作藝術的程度。

這種不知道該採取什麼行動的掙扎，該如何找到正確的技巧或方法以利下一步行動的艱苦，是整個《薄伽梵歌》故事中阿周納困境的根源。

對阿周納來說，一般有關冥想的描述，使它看起來像是門艱鉅且幾乎無法遵循的訓練。他說：「心思變幻莫測，像風一般地難以駕馭。」此外，長時間的禪修，適用於沒有責任，沒有危機，沒有家庭要養活，沒有表兄弟和老師可能會戰鬥中陣亡的人。

奎師納向阿周納保證，即使在最困難的情況下，也可以透過持續的練習和不執著，來讓心智保持在禪觀中。與真我沒有連結的人會覺得瑜伽很困難，但對契合真我的人而言，瑜伽是可以透過巧妙的方式而實現的。善巧的方法（upāya），就是工作或實踐的真正藝術：它最終透過真我直覺的見地，將我們與世界相連。完整實相的深度體驗，可以讓我們遠離任何因對練習錯綜複雜之想法而轉移的注意力。只有在心智平靜而清晰時，就像在冥想中一樣，方能見真我。

實現瑜伽的核心：愛與奉獻

瑜伽和冥想的技巧——平衡與抗衡、氣息的回歸、聚集和放開——就是工作。它們產生了一個晴朗的天空，其中能生真我的洞察力。這份洞察力不是任何特定技術的直接結果。它更像是一種不可抗拒的直覺；「啊哈！」一道靈光，出人意料的融合與存在之美，照見眾生之真我，真我中之眾生。禪修只是個邀請，它是容納靈光的空間。真我到底為何，祂必須來於自身的體悟。祂並不僅是我們腦海中攜帶的簡單圖像或概念，方便我們迴避自身的情境，以鞏固堅實的自我。

儘管阿周納知道這個真我的層面，但他的理解並不完整，因此奎師納帶我們回到故事，親自揭示了祂即是至高無上的真我，所有眾生都居於其中，祂也在眾生的心中。在這裡，《神曲》詩意至美，展現了奎師納無處不在的景象。在關於應如何，或在什麼中思考真我，在數百節經文其中之一說到：「**我是水的味道；我是太陽和月亮的光輝。……空間中的聖音……大地的神聖芬芳……**」

例證可以無休止地展開。事實上，祂們現在正在我們周圍的世界發生著。注意到奎師納指出的任何現象，使我們的心智被任何的化現捕獲，而真我或奎師納的視角，讓我們在根本上產生截然不同的覺知，能在沒有慣性概念疊加的情況下觀照。冥想，可以從這些點中的任何一個開始。我們可能擁有之任何無盡的平凡或非凡的經歷，都能被重新定義，祂們皆是嶄新的呈現，也是與奎師納交相連結的化現。像「我是時間」或「我是火之光」這樣的短語，可以作為有效的咒語，讓我們能夠密切關注我們赤裸裸的感官體驗。無窮盡的化現是個好消息！這為我們提供了無限的機會，練習看似困難的冥想之道。

在揭示祂（奎師納）是一切的現象（甚至是圍繞阿周納內在的心理品質）之後，祂宣稱愛或奉愛（bhakti），是瑜伽方法和實現瑜伽的核心。第十章的這四節經文，被認為是《神曲》的核心：

> 我是萬有之源；萬有的流動始於我。覺者在禪定中，崇敬我。他們全心全意憶念我，他們的氣歸向我，他們感到滿足，樂於喚醒彼此並不斷地談論我。對於那些持續與瑜伽相連、滿懷敬愛奉獻的人，我賜予他們智慧瑜伽，使他們走向我。出於對他們的慈愛，我住在他們的心中，以光輝的智慧明燈（jñāna），來驅散因無知而生的黑暗。（第十章八至十一節）

這些詩句揭露了，慈悲和臣服的靈光，孕育了跨越我們與他人、已知與未知、技術與實現之間的鴻溝。

於此時刻，在《神曲》中，準確理解奎師納是誰和是什麼，變得益加重要。文本繼續舉出數百個例子，說祂「吞噬一切死亡」，祂實際上就是你自己，並且祂的「至上之顯化是無限的」。懸在理解邊緣的阿周納仍然有些不知所措，如果不是因為他在戰場上的困境，那麼至少是因為他的朋友和車夫的性格。各種各樣的化現、解釋、瑜伽和所見的一切，都很難理解和記住。

消融自我，體驗萬事萬物的神聖本質

在第十一章的開頭，阿周納要求看看奎師納富麗堂皇的高貴形象，祂的真實本性。也許阿周納希望能有一種形態可以捆綁包起全部，讓自己安心。

奎師納立即回應了阿周納的請求——「看看我成千上萬的聖相！」——然後祂立即向阿周納展示了祂所化現的一切男神和女神。祂展示了無數張嘴和臉，還有向著無限張開、不計其數的手臂。阿周納驚嘆不已，注意到所有一切都令人難以置信地光芒燦爛，彷彿成千上萬的太陽同時在天空升起。阿周納目睹了爆炸性的揭示，直接展現了世界擴張的進程。

於此，教旨不再是言語或智力上的，而是直接的體悟。透過放下他的故事、他的恐懼和陳見，透過瞬間被炸入當下，阿周納進入了真正極其重要的神祕體驗，從最深的根源開始改變他的整個存在。然而，在這種神祕的體驗中，他很快地又開始不知所措了，因為他開始分析、思考和擔心。他變得害怕，因為他逐漸明白，如果要領受奎師納的宇宙形象，他必須接受自己直接、熟悉之世界的消融，接受自己形象的消融；他必須放下自我。

這種宇宙觀，歸根結底是諸法無常、相互依存、交相滲透的見地。它是對開放意識之偉大矩陣的體悟。

阿周納目睹了奎師納的宇宙形式，經歷了自己頭髮全然豎立後，他變得極度心煩意亂和茫然失措，發現自己再次回到了與本書開篇時一樣的困境——被自己的心智綁架了。

他再次要求奎師納向他展示一種單一但熟悉的形式。奎師納同意了並向阿周納展示祂作為毗濕奴神（Viṣṇu）的形象。毗濕奴神有一張美麗的笑臉，配戴著最精緻的皇冠，有四隻手臂：一隻手執飛輪，其餘的手拿著蓮花、權杖和海螺。毗濕奴神的這種形式代表了宗教上、社會上的秩序，這些是阿周納所熟悉的生活方式，所以他開始放鬆些了。他認為他已經「懂了」，他可以將他對奎師納的體驗，歸納成對毗濕奴神形式的概念。這當然讓阿周納感到慰藉，但這也使他錯過深入實際之所現，以利真正體驗的機會。他錯失了這些神祇的結構緣由，與他們誘導神祕的體驗的設計初衷。

而縱然看到眼前的四臂毗濕奴神，心裡舒服多了，阿周納依然沒有完全放鬆和滿足。因此，奎師納再次揭示了祂的自然形態，身材中等的正常人類形態。這就讓阿周納更加熟悉了——祂只是老朋友奎師納。儘管奎師納的皮膚是令人驚嘆的深藍色，但阿周納認得祂，阿周納終於開心了。

《薄伽梵歌》故事的這個部分，可以透過多種方式來理解。解釋之一，是我們認為平凡無奇的，實際上是最神聖的。

純淨的愛

有一個故事，有個學生問他的老師「神有多大」，老師回答說神完全是中等大小。心智的本能的將我們直接的日常經驗，解釋為太普通和太世俗而無關神聖。然而，或許對神最深刻、最直接的體驗，是對當下發生之事情的體驗。因此，當下之所生，眼前之所現，應被選為禪修所緣的對境，觀察它，而不是將它與理想中的形態做比較。

坐在教堂裡，自然而然地受到光束的啟發，它是個奇蹟；站在地鐵站，讀報紙，或遠攻喜馬拉雅山的凱拉薩山頂（Mount Kailāsa），都可以觸動同樣深刻的真理和啟示。

當然，有些情況會更有利於神祕體驗的激發，但正是心智與任何生起的事物完全融合，才能讓這種心境生起。在《薄伽梵歌》的結尾，奎師納解釋說，讓阿周納看到祂最終之自然形態，唯一的方式——奎師納如阿周納摯友的形態，使阿周納感到完全舒服的形態——是透過奉愛，或透過愛。祂向阿周納指出，這種自然的形態，就是化現於你眼前的任何事物。祂詳細闡釋了奉愛是遵循《吠陀經》或透過犧牲都無法獲得的東西，也無法透過行動瑜伽、智慧瑜伽，或禪定瑜伽而成就。奉愛不是虛偽的虔誠、居高臨下的同情心，或自我感覺甜美的唱誦。奉愛是超越方法論的；它就是純愛的本質。

理解心智的運作

阿周納的難題，也是我們的難題，在於能否看到眼前所生之交相滲透的一切——正如奎師納向阿周納所展示的——它的自然形式，即是我們自己身體網絡的普遍形式。當我們進入身體這個矩陣，深入中脈時，體驗是如此生機勃勃、如此赤裸裸、直接、愉悅，以至於心智關於世界是什麼，以及我們自己是誰的概念，都消融了，因為宇宙形式的實相遠遠驚人得多。

心智很自然地被這個洞見嚇壞了，因為它（特別是心智中被稱為自我的部分）有著各種深刻的期盼和慾望，而這些期盼和慾望受到縝密的規劃，因為它們在你是誰的盤算中，至關重要。心智有種種偉大的計劃，要用這些以自我為中心的想法，折磨你的餘生。如果瑜伽的過程，真的成功地結出果實並向你示現了實相的本質，那麼心智將無法再讓你受苦。

因此，心智為了自保存活的手段之一，就是自動對即便是深刻的神祕體驗做出解釋，以保證你永遠不會再有另一個體驗。就好像心智——為了自己的生存——必須玩一場迴避深刻洞悉現實之本質的遊戲。最終，冷靜地觀察這個遊戲本身，即是成熟瑜伽練習的關鍵要素。

事實上，正如任何尋求心智清晰的我們一樣，阿周納部分的困惑，源自於瑜伽系統中有著諸多的法門、方式或學派，來引導開悟的存在狀態。在任何實踐的流派中，也總是存在著危險，尤其是對於自戀者而言，修行之路本身可能會變成鞏固自我的工具，而不是支持自我的消融。

無論任何法道，其目的之一，都是作為揭示自我如何運作的手段。然而實際而言，自我強化都會容易得多。這個數論系統中解釋的心智活動：心智不屈不撓的為它的一切所做，創造符號和圖像，然後，這個相同的心智，將它為實相所創建的符號，混淆成該符號實際所代表的。將任何我們屬意的瑜伽流派，然後透過將它表面化與通俗化，變成一種逃避手段——成為娛樂方式、建立自我或脫離現實的手段，可能是最人性的弱點和難以避免的誘惑。

心智使我們迷惑，進而迴避神祕體驗的過程，是它把我們的體驗內容，誤認為體驗本身的真實本質。這就是基本的無明：我們將關於神祕體驗的符號，混淆為實際的體驗。最終能帶來自由的神祕體驗或是開悟滋味的，不是你心智內容物的具體細節，而是可以洞悉該內容之振動、或是其暫時性的能力。藉由這種方式，任何和所有的內容，都反映了純粹開放意識的實相，從而引領開悟的境界。這種對一切所生之本質的洞見，最終會帶來解脫、神祕的體驗和開悟的滋味。

然而，心智的功能是了知思想的內容並重新詮釋，所以它自然而然地認同特定的內容，然後為它立下符號，繼續在不知不覺中縮減神祕的經驗，以做好它的工作——為了讓我們的經驗可持續地被解釋，分類，索引，並對自我產生益處。

例如，你在一個晴朗的早晨去了教堂，坐在長椅上，有人在演奏巴哈（Bach）的管風琴曲。在聆聽時，一縷陽光透過彩色的玻璃板射入。光輝反映在地板上，突然間，你感受到一種難以置信的、無限精確的和諧感。你起了雞皮疙瘩，舌頭暫時安靜，內耳對所有的聲音開敞。你有種神祕的體驗，領會美學的精髓！不久後，你的心智開始嘗試理解這份體驗。它將所有關於剛剛發生的事情的訊息加總，同時間藉由體驗的內容來識別其中的細節。所以你走出教堂並注意到，「哦！那是一個衛理公會教堂（或任何教派）」。然後，你的心智想要在第二天，以某種方式安排相同的內容，來複製完全相同的體驗。

第二天你回到同一所教堂，坐在同一個窗戶旁邊的同一個座位上，你等待同樣的光線穿過玻璃並啟發你。只是，我們總會發現，我們的體驗始終都與我們對體驗的想像大相徑庭，與曾經所擁有之精確和諧的神祕體驗迥然不同。儘管可能會出現另一組完美的新情況，而這些條件可能也會激發完全不同形態的神祕體驗，但我們終將錯過它，因為我們在等待昨天的情況。等待我們想像之美感體驗的形象，我們錯過了在自己的眼前實際出現的、可能會有的嶄新啟發。我們發現，在實際生起的直接體驗，與認為應該生起的神祕體驗之間，自己再次被這道鴻溝撕裂。

事實證明，作為健康之自我功能的一部分，在心智玩這個被編制的遊戲之際，它也能對實相本質具有深刻的洞察力。無需對這種心智的傾向進行理論化分析，或是試圖壓制它並擺脫自我，只要觀照遊戲本身，就能引領在實踐中的深刻洞察力。

如此狡猾的耍弄，源自於小我與根本的無知，它們被深刻的非理性情緒包圍和保護著。而正是愛的瑜伽，或奉愛，能直接對治情緒。身體核心的深處，有我們最深的感受和情緒，如果我們存在的這個深度沒有被觀照，這些情緒就會以顛覆性的方式，分散我們對真正的修行和生活本身的注意力。在某些時候，這些深刻的感受，甚至會破壞我們最崇高的努力。

奉愛瑜伽的練習

奉愛承認所有這些深刻的情感，它透過狂喜的愛來解決它們，愛的本質，是當所愛的人快樂時，你就變得最快樂。你真正的摯愛——真正的另一個人——是在你的小我圈子之外，在你的知識範疇之外。奉愛瑜伽的練習，你自己的幸福不是你關注的焦點，因為在你存有的中心，是另一個存有：你的摯愛。同樣地，在摯愛之心的中心，也有另一個人。

在《薄伽梵歌》的比喻中，奎師納的內心深處休憩著一切有情眾生，奎師納透過讓眾生快樂而欣喜若狂。同時，在奉獻者的內心深處是奎師納，因此奉獻者僅透過體驗奎師納的喜悅而變得喜悅。從某種意義上說，兩者都是無私的，因為他們都從自己的核心認同對方。在奉愛瑜伽中，你會發現宛如一台無私的、恆動的機器，兩面明亮的鏡子相互照映。當一方看到另一方的幸福在蔓延，自己的幸福就會綻放；當此方意識到在其心中的彼方幸福感在擴張，自己也會歡天喜地。結果就是無限擴展的意識，呈現著純然喜悅的形式。這叫做「無上的喜悅」（ānanda）。da這個字根的意思是「給予」。所以實際上，幸福的實現，就是透過愛的分享。

我們可能會質疑，這條奉愛或愛的無路之路，究竟為何。心智看到奉愛中有一些很有價值的東西，就想要擁有它，包裝它，或許甚至出售它。心智最擅長的，就是將所愛之人簡化為所愛之人的形象。這正是阿周納想要的：將奎師納的的宇宙形式，簡化為單一形式，而實際上奎師納是無窮無盡的神聖形式。將所愛的人簡化為單一的形式，我們就成了偶像崇拜者。在這樣做的過程中，最核心的、流動的純愛之流乾枯了，我們又回到了對愛或奉愛為何所僅有的概念。

奉愛很容易退化變質為偶像崇拜，和一種排他性的宗教基本主義：除了所愛之人——或者更準確地說，所愛之人的形象，對其餘的人產生一種壓抑的蔑視和持續的仇恨。奎師納不是贏得「誰最偉大」遊戲的大人物。祂的心中是無我的。這種位居至高無上但了無自我的境界，令人玩味，而它開通了一切存在的偉大網絡，串起了所有的連結。

接受並信任本質愛

奎師納給予阿周納的最後教導，是「以所有的方式捨棄一切法，走向我，依止我。我將讓你從一切的錯誤中解放；別擔心。」換言之，一切法爾如是。

眾所周知，「法」有很多含義。一方面，它被認為是宗教義務、責任和規範。但法不僅是正確的道路；它們也是心理要素，背景原則，創造和建構你直接體驗的元素。放棄它們，讓它們走；因它們都非絕對的。再者，這反映了數論系統的觀念，讓我們得到清楚地理解，即所有創造勢能層次，都依賴其背景因緣，也沒有獨立存在的自我。地、水、火、風、空，都不是真正重要的。覺性也不是那麼重要和特別。

所以，如果你想真正地修行瑜伽，想放棄你的心智思維的模式，想放下你當下的感官覺受，其關鍵不在技術。關鍵就只在你接受並信任本質愛，即你自己與所愛者之直接關係的本質。

想像一下，奎師納正在用杯子為阿周納奉茶。茶是愛，是瓊漿玉液，是真正的旨意。杯子，當然是個容器。你需要杯子來奉茶；沒有杯子是行不通的。它可以是一個紙杯，也可以是一個精美的瓷杯，任何能沏茶的工具都行。而阿周納對容器著迷，認為杯子是最重要的，所以奎師納告訴他：「品茶，阿周納！別擔心杯子。」重要的是對所呈現之任何事物（在這種情況下是茶）的直接體驗。

這，也是創造勢能，它形成了訊息的語言、紙張和墨水。特定的語言、技術、形式和圖像，都取決於其他的東西——即其背景。它們會變，誠如身體、導致創造勢能的因素，和世界本身，都將改變。

「走向我」，假設了受教者的心是敞開的，因此，他的摯愛是容易親近的。

《薄伽梵歌》的教旨，不在於傳授公式或技術，而是引領愛。因為正是愛，讓五花八門的技術和法門得到精煉，就像創造勢能的曼荼羅（maṇḍala）一樣，彼此交相折疊，並轉化為不可名狀，妙不可言的當下體驗。祂是關於我們真正是誰的教旨。

《薄伽梵歌》是一個絕佳的工具——不是作為偶像貢在書架上，祂應被一讀再讀、深思、玩味、消化、吸收與釋放。

第七章

密宗和燦爛的地球

高歌的杜鵑鳥在顫抖的芒果枝頭交配，
蜜蜂在綻放的花蕾中尋覓蜜香，
耳朵烘烘熱的孤獨旅行者，
不知怎的，在這些日子裡活了下來，
透過品嚐戀人結合的心境，
在冥想的高潮時刻。
——賈亞德娃（Jayadeva）的《牧神讚歌》（Gītā Govinda）
第一章三十六節

一旦了解瑜伽的本質即是純愛——純粹的奉愛——的本質 ，我們自然會決定要做的是：放下一切，發覺純粹的愛。然而接著，我們見到自己對於該如何運用自己的身心，以真正地做到這一點，感到猶豫不決。

儘管感官和心智，可能對奉愛教旨有靈光乍現的洞見，但反映至基於本質愛所該採取的實際行動，仍然是深感困惑。因此，心智會做它最擅長的事情：它開始分類、理論化、依附於想法。此時的危險，在於我們想像著自己正在遵循瑜伽的道路，但卻以愛之名行餵養自我之實。用心智、感官和自我來實現瑜伽，就像要求公牛修理它剛從架子上敲落的瓷器。這是個非常真實的危險，因為公牛只會造成更大的混亂。

然而，在我們的瑜伽練習中，我們別無選擇，只能透過自己來尋求洞見。

唯有秉持著非凡的意圖和奉獻精神，專注整個白天和黑夜的所有經驗，真正的瑜伽練習才會發生。你所做的一切事情，現實生活中所構成的一切，都可以是瑜伽。否則我們的行為和生活中的事件，就會導致散亂心，並淪為隱藏自我的暗袋。

例如，烹飪和飲食，可以成為練習的一部分，也可以成為一種絕佳的逃避。飲食不均衡，從爆吃垃圾食物到用沙拉節食來懲罰身體，是自我破壞瑜伽之常見又有效的方式。取而代之的，你對待食物之選擇、處理和準備的方式，可以有如同利益摯愛般的交流，透過了味蕾，直接連結感官與純淨覺知。在這個合一的練習中，你品嚐著食物，可能會想：「我內在的摯愛，正在透過我品嚐此供品，而食物本身就是至高無上的神祇。」這種專注力與覺知，可以引導進入無論是步行、跑步、工作、思考，甚至像愛和放鬆的愉悅之中。

從體驗中揭開真相

練習瑜伽時，在每一次呼吸、每一個念頭和每一種情況下，帶著相同深度的虔敬。當我們發現自己對於瑜伽和禪修練習的需求，已經遍及至內在和外在世界的各個層面，就到了浸入所謂密宗之浩瀚海洋的時機——從體驗中揭開實相。

密宗是那些令人興奮的流行語之一，它吸引了人們的注意，並呼應著感性、異國情調和神祕的形象。複雜的神祕儀式、魔法咒語，和接觸事物的黑暗面，都與密宗有關。然而，從對密宗的許多流派、實踐和哲學進行廣泛的審視中，會發現其光明而美麗的面向，瑜伽學生們必須要知道這一點。

密宗的意思，是延長一根線，或是編織一些線；它還意味著，織布機上連結的延展，以形成相互滲透的網絡或矩陣。密宗形成了龐大又複雜的特定修法和儀式，藉由無窮無盡的細節完成，讓我們所經驗的每一個細節變得神聖化。在密宗修行的矩陣裡，對女性神靈的崇拜占主導地位，而在吠陀文化中，主要神祇是男性神靈。密宗（tantra），之於咒語（mantra）和圖騰（yantra），不僅與這兩個詞押韻，而且含義也重疊。咒語是充滿活力的頌歌，可以讓我們提高覺知和專注力；圖騰是幾何形式，能透過繪製或視覺化的過程，幫助注意力的集中。

在密宗的各個流派中，我們沒有發現任何獨一無二的哲學觀點，也沒有發現在任何其他更正統的流派中所未曾闡述的想法。因此，密宗的歷史是很難解釋的。從某種意義上而言，可以說密宗是各種瑜伽哲學邊界上，所有練習和觀點的綜合體。它已成為不同修行流派之間交流的語言。

專注當下所生的精華

數千年前，在早期的奧義和佛陀時代，有許多人練習瑜伽，嘗試以不同的技術和方法來了解實相的意義。隨著實踐者討論他們的修行、哲學和經驗，這些方法逐漸演變成哲學理解的流派——也許在市場上或在用餐之際。正是在那個世界裡，各個學派真正相遇的地方——在不同道場之間的小巷裡——密宗熔融。

密宗就像一種通用語言，讓學派間的流通盛行。這才是實踐和經驗最重要的地方，而不是建立一個支配他人的歷史學派、邪教或宗教。相反地，密宗是各種哲學和修行學派集結而生的籃子，正如它是所有這些修行和思想最終所回歸的海洋。

所有哲學思考的過程中，都有一種自然的演變：隨著思想流的深化和觀念的成熟，不同的流派似乎都能適應的手邊的創新見解。有時，因為這些想法是如此地複雜和豐富，甚或是有爭議的，新系統就演變成祕密的、不公開的、多樣化的練習流派，就像密宗練習和思想在瑜伽傳統中演變的方式一樣。與大多數這些分支流派（包括密宗）一樣，對於局外人來說，某些修法和思想流可能看似極端或古怪。然而，密宗的理念並非為了它們的古怪所設計。相反地，它們的構建，是為了讓練習者所有的專注力，都集中到他們面前所現的任何事物之本質的精華中。它是一種為了讓修者全然吸收的手段。

如果你遇到一個真正虔誠的密宗修行者，你會發現他是獨一無二的，完全沉浸在這個世界中，全神貫注地透過實踐法道，作為讓自己與他人解脫之美和喜悅的方法。這種覺醒形式，是真正密宗修持的甘露、瓊漿玉液。

體驗本質愛的滋味與美學

在印度哲學中，術語「滋味」（rasa）用於描述美學體驗的蜜露。Rasa，字面意思是「果汁」或「精華」，指的是人與人、事物之間的關係，以及所形成的不同情緒、美與喜樂的類型。不同的「滋味」有助於將思想吸收入深度的冥想中。

為取悅寺廟中的神祇而進行的不同祭祀和法會（pūjās）中，流露出一種非常具體和真實的「滋味」體驗。在這些儀式中，祭司念誦、獻香，並用牛奶、蜂蜜、水、酸奶和其他液體的混合物，來為

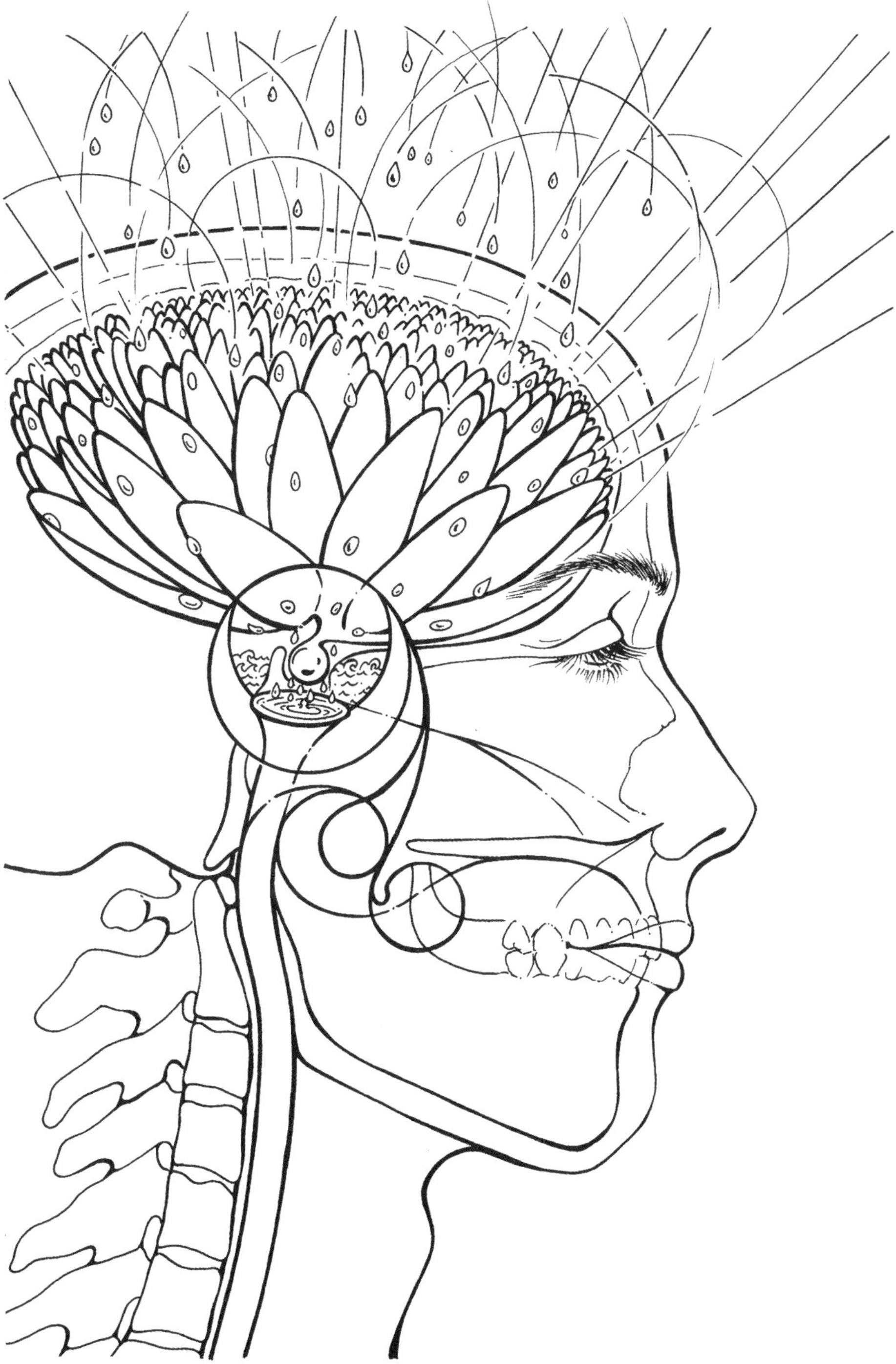

神像沐浴。流過本尊之後，這些液體就成了一種神聖的飲品。這種「滋味」，有時會從寺廟的一個噴口中流出，收集之後，讓崇敬者在練習中飲用。

密宗通常被認為等同於這種儀式性的 rasa，因為在其更高的形態中，它側重於直接的美學體驗，也隱喻了從成功的練習和冥想中，所生之狂喜的濃縮情緒汁液。當然，所有液體的特質，是它能化為所盛裝之任何容器的形狀，但液體的本身，實際上並非容器的樣貌。因此，密宗的哲學和修持，只是傳遞「滋味」的容器。「滋味」的本質是愛，它是透過真實修持所流出的解脫甘露。這個丹藥——開悟——實際上就是密宗所關注的。

源自月亮的蜜露

Rasa 一詞的含義之一，是「關係」，指的是與他人接觸時所生的美感愉悅。愛的不同 rasas 或滋味，對應了一種光亮的、濃烈的、愉悅的強大感覺，這似乎來自所謂的上顎的根部。該部大約位於腦下垂體處，能透過釋放軟上顎來感覺到，彷彿微妙地微笑著。所有「滋味」的精髓被稱為 amṛta，或甘露。它主要的品質是慈悲心。甘露從頂輪（sahasrāra）的花瓣，即千瓣蓮花，滴落到上顎根部正上方的寶庫，稱為月亮。當根鎖（mūla bandha）或胎息身印（yoni mudrā）做得好時，它會導致月亮滴下甘露，而甘露會充滿整個氣脈（nādīs），讓人的身體和每一種感受，轉化為意識和喜悅的體會。

從更廣泛的角度來看，我們發現哈達（haṭha）瑜伽的教旨就是密宗的教旨。事實上，在《哈達瑜伽之光》中說，昆達里尼（kuṇḍalinī）——進入身體的中脈之甦醒的內息力量，是所有密宗的基礎。由於密宗的根本焦點，有賴於當下的體現，以至於密宗的修持始終是個祕密，因為居於中脈的真相是奧妙也難以捉摸的，而最終只有自己能夠領會。

揭露神聖的儀式化練習

如果我們同意密宗的祕訣是專注當下真實之所生，那麼心智就會說：「哦！這聽起來很簡單。」直到我們真正嘗試專注實際發生的事情。我們立即會發現，總是透過形成理論來將經驗外化的概念心，無法實際觀察當下之所生。密宗所觸及的深層過程，讓心智消融，直到它可以簡單地觀察此時此刻所展開的事物，而且不干擾它。

因此，密宗的作用，是將日常的感官和心理體驗儀式化（有時以極其精確的細節和程度），以刺激並集中心智，免於理論的束縛，專注於當下直接升起的感受、思想和感覺等的任何經驗中。透過學習結合各種的「滋味」小流，善巧地運用其對立面，能讓事物和感官對境被釋放回歸其背景中。這種練習，最終就等同於瑜伽和數論的練習。然而，相較於僅僅是正念的觀察，密宗利用修持的隱喻，以圍繞著提取並擴展愉悅的汁液。

例如，透過使用手印（mudrā），或將手指或雙手連接成精確的圖案（這是一個經典的密宗儀式），你可以觀想並充分體驗神聖的女神。你可以想像你的拇指是本尊身體的不同部分，透過對兩個拇指接觸感覺的咒語和冥想，連結意識中自然呈現的一切。然後再經由專注於食指，中指，無名指和小指的尖端來加深冥想。接下來，注意力可能會擴散到手掌心並深入神經系統，因為透過練習，你開始將整個身體的各個接觸點和感覺儀式化。

所有這些只是幫助你喚醒始終近在眼前、最重要的祕密技巧：當下如是所現的世界，是全然神聖和神祕的。我們的身體和世界就是女神的神聖身心。透過密宗和其他形式的瑜伽，我們體會到密切關注任何生起的事物，能揭露其神祕莫測的深度，讓我們衍生對本心與實相之本質的洞察力與敬畏心。

密宗中一個流行的比喻是濕婆（Śiva）和他的配偶夏克提（Śakti）的嬉戲和交相滲透。他們的結合構成了所有經驗的基礎，甚至是整個創造的基礎。相異於數論中的形式二元論，各個不同的非二元論學派允許濕婆和夏克提、奎師納（Kṛṣṇa）和拉達（Rādhā），甚至至上意識（puruṣa）和創造勢能，成為純意識的兩個面向。然後從純淨、自由、無內容的意識中，濕婆穿透並透過夏克提而生輝。它們看起來彼此分層，相互回應與啟發。兩者皆是無私的，總是從對方找到自己。互為彼此的明鏡，他們的關係是最純淨的奉愛。

我們可以在自己的身體中，實際的感受到上行氣和下行氣相互作用，兩者在我們的四肢與體位法練習中的旋轉與反旋轉。當我們讓上行氣和下行氣在深情的結合中相互擠壓、交相穿透，就能使體位法與調息法達到完美。

所有瑜伽和密宗修持之不言自明的真實之一，是我們必須使用讓我們跌倒的同一個基礎，才能站起來。誠如我們所知，心智是我們痛苦的根源，而它必須利用它自己來減輕我們的痛苦。

進入實相核心的體悟

密宗的修持，透過了面對無明（avidyā）來看穿這種痛苦，因無明讓我們錯誤地經由二元思想的過濾器來感知實相。這些練習幫助我們識別自己的傾向：將永久的狀態，與在我們心智中所現的暫時狀態，混淆顛倒。當然，為了從無明的暗域中醒來，我們必須使用心智，因此密宗的修持，旨在散佈想像和情緒的全光譜，然後讓心智參與其中之任何和一切的活動，運用銳利的、穿透性的專注力，使當前的情況能被直接體驗為濕婆和夏克提的相互滲透。

如此一來，痛苦將會被自解脫，因為它允許心智跟隨著洞察力的線索，深入實相的核心。

密宗的修持刻意運用形式和語言，作為一種集中心識的手段，以便心智利用自己——它自己的感知——堅持從無明的困惑中覺醒。心智的建構可以被清晰的照見，因為即使是生活中最簡單的功能或最末微的細節，都被視為是體驗的核心。讓經驗依止於智慧的觀察、面對和滲透；沒有改變或否認它。

透過修行，我們能夠體會到心智形的式本是空，它沒有恆常的結構；我們體悟到所有的形式都是神聖的，而各個獨特的形式，悉皆是淨光。這就是為什麼密宗學派的特徵之一，是他們參與至如此微小的細節中，以至於一切都可以暫時被拉出，然後再編織回到其背景的完整矩陣中。每一個特殊的、獨特的事物，都相互滲透並貫穿所有其他獨特的事物。這也是女神聖體的理想願景。

密宗的儀式，是吸引我們進入當下極出色的方法，但因專注於細節，密宗學派也有可能迷失在形式的概念和繁瑣枝節中。

密宗的誤用與誤解

在印度，當你提到密宗這個詞，很多人一聽到你連這個詞都認識，就會揚起眉毛的投以輕蔑的眼神。這是因為對密宗的大量研究，不僅具有實現《吠陀經》、《奧義書》和《瑜伽經》（Yoga Sūtra）的最深刻見解，而且還有一些很容易（並且經常）被誤用和濫用的練習。

舉例來說，隨著時間的推移，一些密宗的修持已經演變為包括持誦咒語和觀想圖騰，以謀取力量和個人感官體驗的積累，毫無關心他人或修持實相全貌的真正意義。在當代的世界中，當我們使用密宗這個詞時，我們必須能辨識出模糊、情色暗藏、非法、剝削、無根據的意涵。由於被濫用，今日的密宗的概念讓人聯想到性狂歡或帶有異國情調的、令人厭惡的做法和儀式。許多密宗修持都是從自我中心的角度進行，斷章取義，也沒有老師指引。

從瑜伽行者的角度而言，這些練習是為了仔細檢視生活的每一個角落——甚至通常是禁忌和受到壓抑的角落——以便擁抱它們，而非否認我們自己心理結構的陰暗面。遺憾的是，密宗往往被簡化至引人側目的方面，因為更高更深的密宗，視我們一切的體驗為神聖的，也是相互關聯和理解矩陣的一部分。對密宗的片面誤解，源於它特別將那些我們通常不樂見的事物（或我們文化中不願正視的）看成是神聖的。因此，密宗修持常常涉及心智和感官的極端境界。

我們能發現，在印度神話中的各種神祇、女神和男神，常有關於異常暴力或極端激情的精彩故事。例如，有一個女神的形象，因脖子上繞著成串的頭骨，就很容易被認為是個惡魔，或具有狂野的異國情調。事實上，頭骨通常象徵梵文字母表中之字母，表示女神已經斬斷了對境和其名相，從而將我們（和相）從語言的迷宮中解放出來，因為心智總是將事物簡化成所建構之名稱與概念。

最終，你可以說密宗檢視了心智和存在裡，我們不想面對的那些部分：其中最重要的，就是無常和無我。譬如眾生被大舉殲滅的故事，這其實是宇宙主宰的範疇，也是我們大多數人不願面對的。但如果退一步來審視時間的進程，我們會發現，從某些角度來看，宇宙是一個巨大的死亡機器，是一場無人能逃也永無休止的生物屠殺。當我們沉思死亡的概念——或任何其他難以承受的生活層面，心智可能引發的所有情緒、一切厭惡和恐懼，都在印度神話和密宗的修持中被揭開，使我們能不強加理論的，體驗到自己想像力的全部潛能。

這種過程——將注意力集中到當下之所生，甚至是最令人不舒服的層面，也是我們在日常瑜伽體位法中，專注升起之覺受領域的練習過程。我們探索和打開身體的關節，揭開感覺和質地的領域，暴露自己最深的情感，以便在沒有執著的情況下體驗它們。透過這種方式，我們打開了所有的經驗領域和心智的潛力，就像我們展開一副紙牌一樣。

結果是，當心智暫時放下它的假設，它就被震攝住了；於是我們從想像中解脫，從心智中自我的沉重支配中解脫。在瑜伽起作用的瞬間，我們實際上可以直接領會實相。

特別是密宗瑜伽的練習，讓我們探索想像力的極端，從最積極的和天堂般的，到最消極的和地獄般的。因此，儘管有些人或許傾向將密宗視為探索性慾世界的唯一方式，而這當然也只是密宗的一支半節。由於性在很多的文化中被昇華了，並且因為性的實踐可以解放心智思維的功能，所密宗透過當下體驗實相的觀念，可能被誤解為密宗的意義只是性。

正確的密宗瑜伽修持

一些古代學者認為密宗的儀式，是昇華與實現性滿足之巨大力量和衝動的最佳方法，而性的覺知的確是構成任何具紀律之瑜伽練習的一部分，因為練習完全對應了身體。事實上，透過體位法，調息法和冥想深入哈達瑜伽，觸及身體核心之氣時，我們也連結了自己的性能量。如果拒絕該能量，它將回轉並以微妙或粗暴的方式，破壞即使是真誠的瑜伽士。

相同的氣，或感覺的模式，會透過慾望、執著和想像的多層分支，來構建我們的世界經驗。因此如果它在深刻的性層面上沒有得到解決，同樣的氣，將能以狡猾的方式動搖我們的心智。

認為密宗完全是一組與性有關之修持的誤解，也源於一個事實——瑜伽涉及喚醒靈蛇昆達里尼的力量，她被觀想為盤繞的沉睡著，阻擋了中脈的開口。醒來後，她展開並開啟中脈的入口；接著轉身進入中脈。她在中脈（微細身之中道）的運動，導致心智（citta）進入更深層次的深邃禪定。存在於體內的性潛能，與存在和甦醒於骨盆底中心上方的這條蛇之間，有著明顯的相似處。這種對大多數人來說是正常狀態之盤繞的性能量，阻塞了中脈，並導致我們將性慾向外投射至感官對象。

心智跟隨著氣，也將符號盤繞並疊加到過程上，在心智中創造出分離的感官對象。從這個角度來看，我們可以理解昆達里尼代表的不僅僅是性慾；她也是了知事物的渴望，免於痛苦的渴望，對解脫自己和他人的渴望。平衡的瑜伽研讀和練習，讓人注意到他人和心智的真實本質，以及生活各個層面的相互關聯性。一旦密宗的實踐失衡，含糊的只專注於與解開有關自身的性能量，缺少對無常實相的適當基礎，可能會使我們陷入因沉迷於想像力的困擾，並被自我統治。自我在高度陶醉的心智狀態中，我們仍然會將慾望、感知和覺受分成主體和客體。主客體的劃分圍繞著自我，源於初始的無明（avidyā）。而無明正是讓我們陷入這般境地的元兇。

具技巧的密宗瑜伽練習，能喚醒內在能量，以及我們稱之為性慾的強烈感受和情緒體驗。在該覺醒中，若修行是平衡的，自我對主客體分離的執著傾向就會得到釋放，從而不會導致大挫折和痛苦的肇因。

《薄伽梵歌》的教義之一是 kāma，意思是「情慾」，它被認為是一種極大的罪和無盡的敵人，因為它不可避免地會引起仇恨或憤怒。強烈的情緒通常來自情慾的狀態，因為它是一種基於小我的心智狀態，代表了主體和客體間的絕對分裂。由於這種分裂幾乎不可能滿足因情慾而生的無盡渴求，而缺乏滿足所殘餘的狀態，就導致迷亂和妄想的循環。

事實上，無論得到多少享受和滿足，小我的本質是永遠不會知足的。唯有感知對立面的結合，體會前景與背景的相互滲透，才能獲得深刻的滿足感。根據定義嚴格地說，小我與其他一切是分開的，它終將永不滿足。瑜伽和密宗的修持，對心智和小我將事物分為主體和客體的傾向，培養出完全的逆轉。正確的修持不會試圖消除慾望；它消除的是有主、客體的見解。

因此，透過實現慾望而不將慾望投射到任何對境上，修行就打開了無盡也持久之滿足和歡樂的泉源。昆達里尼，是深切慾望在許多層面上的總和，她從骨盆底的盤繞中醒來，從中道流向位居頭頂的濕婆——她的真愛，或純意識。昆達里尼女神當然是來自數論（Sāṁkhya）系統的創造勢能，而濕婆是至上意識。因此，瑜伽是在當下了無自我的全然滿足和愉悅；沒有自我（終極的主體）因試圖定義對境而衍生的分離感，從而牢抓或推拒。

昆達里尼的覺醒

在密宗瑜伽中，人們假設昆達里尼的覺醒，會激發出無比滿足的喜樂和愉悅之流，它的深刻感受，遠超越言語所形容的任何感覺或情緒。這份覺醒，容許了一種覺知品質的蓬勃發展，它既非來自概念也非透過想像，是一種直接、根本、充滿活力和鮮活的感知。如果不喚醒身體核心深處的這份能量，就會有更多的幻想潛力，在瑜伽練習的核心，產生未滿足的慾望或是理智化元素。這是因為身體在其慣性模式、肌肉和結締組織，以及感知和動作的固習中，保存了我們心智活動的歷史。

《哈達瑜伽之光》的最後一節總結了這一點：「如果氣沒有流入中道，而且明點（bindu）因為沒有結合生命息之流（prānic winds）而變得堅硬；如果心智不具有毫不費力之自發而生的形態，所有關於智慧的談論，都將是毫無根據的空談和荒謬的虛偽。」

密宗的另一個重要面向，是它故意使用你可能稱為「令人作嘔」的幽默方法，將意識帶入清晰的焦點。換句話說，密宗的教旨的實踐，通常包括關注日常生活中往往不被處理的層面，有些甚至是正常社會中不被認可的。

例如，對於許多人來說，幾乎不可能理解和處理的一個事實，就是我們都必死無疑，而我們如此深愛和認同的身體會變形、腐爛並成為或許令人厭惡的狀態。這種無可避免之身體的解構，能引起極大的恐懼和逃避。為了面對這部分的現實，在考慮死亡時不因主體和客體的看待而衍生恐懼、拒絕和迴避的模式，一些密宗流派實際上會鼓勵學生尋找屍體——在其尚未掩埋或火化前挖出來，以坐在屍體上冥想，並有專門為墳場設計的咒語和供品。

吠陀火祭被賦予了很好的轉用，因為身體本身被認為是奉獻給神聖焚化之火最好、最完整的祭品。有些密宗行者甚至會吃死屍的肉。進行這些練習的目的，不在於令修行者或任何不幸的旁觀者作嘔，而是用以展示與冥想無常，以及心智所建構之喜好與厭惡等感知的本質。這只是密宗修持最初看似非常極端的一個小例子。它們是集中精神、消除心智陳見的手段，也是作為促進自我消融非常有力的方法。

五摩事練習

密宗瑜伽中一個著名的練習被稱為五摩事（pañcamakāra），或五個 m's。五個 m 是：madya，意思是「酒」或「酒精飲料」；māṁsā，意思是「肉」；matsya，意思是「魚」；mudrā，意思是「乾糧」，「催情烤穀物」，「擠壓對立面的身印」（或在密宗佛教中，它意味著性伴侶）；最後是 maithuna，意思是「性交」。

對於正統印度教社會的成員來說，從事這類的活動被認為是禁忌，甚至相關的聯想都會帶來不安的感覺。在所謂的密宗左派修持中，人們喝酒，儀式中吃肉和魚——如果你像許多印度教徒一樣是素食者，對其激烈性自然可想而見。身印或擠壓等概念的做法，是在吃穀物時或是與性伴侶共同的體驗。並在儀式結束後進行性交。

一般而言，五摩事的練習是不容輕視的；這些活動在儀式中進行，也極為小心，使用了非常多的咒語。雖然它可以是一個十分正式的練習，但它可以輕鬆地完成。即使在密宗的最左派中，通常也鮮少有放蕩的感覺。儀式都經過精心設計，以防止我們將他人和自己簡化為理論的習慣。

對於現代社會中經常吃肉或魚、每頓飯都喝酒、從十幾歲就開始有性行為的人來說，五摩事的修持幾乎沒有什麼令人生厭的因素。對某些人來說，沉迷於五摩事就像日常周末晚間的出遊，所以對他們來說，密宗的效果自然是與虔誠的印度教徒大相徑庭。也許對於現代人而言，可以建立一種不同類型的五摩事儀式。這當然包括找到對我們來說有相同感官質地但略為禁忌的事物；對於經常從事性活動的人來說，密宗的性儀式必須要有其調整。許多將密宗與性劃上等號的人可能會認為，僅僅藉由大量的性行為、參加性交派對或以不尋常的方式進行性行為，就等同於參與密宗修持。

然而，真正的密宗修持可能意味著與一個你並不特別吸引的對象發生性關係，或者如果你認為自己是一個性慾很強的人，它甚至能意味著完全戒除性行為。在密宗瑜伽中，有所謂禁忌的逆轉，使你跨越的界限，不僅是社會上設定的界限，也是你自己的思想劃定的界限。跨過這種類型的邊界能產生極為有力的效果，如果你不是全然清醒也不控制自我，這實際上可能會讓你發瘋。與此同時，如果你保持專注和清晰，這些類型的練習可以誘導或提供機會，針對你自己之心智和自己之實相的本質，產生深刻的核心體會。

如實感知生命的全光譜

大多數的密宗學派被認為是右派，這意味著修行者是獨身或已婚，並且在這些情況下通常是非常保守的人。密宗右派認為五摩事可以象徵性地練習，作為喚醒瑜伽之內在過程的一種手段。成就的瑜伽士認為深刻的內在體驗是最令人興奮的，而修持五摩事的象徵版本就足以打開感官和心智。有趣的是，獨身僧侶們，對那些必須修行外在五摩事以了悟內在體驗本質的人感到慈悲，而許多密宗行者也確實地為獨身僧侶感到惋惜。

密宗修持的一個特別有益的效果，是它們旨在讓你放鬆和放下；他們教導容許事物如是呈現的技能。密宗能揭示出，實相比你所知的更微妙和復雜，同時也遠超過你所想像的美麗和深刻。這些修行揭示了心智僅是實相的一個層面，它們展示出心智既無法擁抱也無法控制生活。

所以對於普通的瑜伽練習者來說，密宗是個好消息；它本質上是一種表達生命是美妙、狂喜之觀點的方法，它的本質是純粹的喜樂。密宗還能讓我們看到存在之深刻恐怖的層面。它強調了面對無常，死亡、毀壞的事實，與最終的宇宙終結。透過密宗，我們可以看到這一切——包含生活中快樂和可怕的面向——而非執取或逃離它們，也了無任何未滿足的慾望或恐懼。密宗的修持，揭示了生活中那些可能被認為是最可怕的部分，或者最狂喜和最親密的層面，與那些甚至不應該被公開（尤其是向孩子們）談論的至福由來。密宗使我們如實感知生命的全光譜，並與之融合。它讓我們完全融入每次的瑜伽練習，從而擺脫理想主義和完美主義的極端。

也許密宗最美妙的禮物，是它強調了這種感覺：在生活的各個層面，我們都進入了一個矩陣，宛若偉大慈愛母親的臂彎，在那裡我們可以全然的快樂和平靜，無需是什麼或知道什麼。密宗，成為一種洞察瑜伽核心教旨的方法，了悟事物當下如是之所現，是相當有趣的。

第八章

《瑜伽經》

關於《瑜伽經》（Yoga Sūtra）編撰之聖賢帕坦迦利的真實歷史，我們所知甚少。傳統認為他是靈蛇阿底舍沙（Ādi Śeṣa）的化身，祂是原始殘餘物，擁有無限量的頭和一條尾巴。此蛇是毘濕奴神（Visnu）和所有天地萬物——世界——的沙發，並在任何需要時化身為支持的角色。阿底舍沙是順位良好之瑜伽姿勢的原型，也是在深度三摩地中，作為冥想的餘韻。

帕坦迦利這個名字的意思，是「從祈禱中墜落」或「從祈禱的雙手中墜落」。有此一說：他的母親將這個剛出生的兒子抱在懷中之際，一時之間被他半蛇的形象嚇壞了，震驚之下她鬆開了祈禱的雙手，摔落了兒子。無論如何，《瑜伽經》對瑜伽道路的解釋是如此有用和透徹，以至於人們視作者為真神。

許多學者認為《瑜伽經》是在公元前二百五十年左右創作的。這是在大乘佛教（Mahāyāna）興起之後，其中非常強調慈悲和空性的無二教義。我們在瑜伽經的文本中發現了許許多多在瑜伽傳統中不常見的術語，但在與佛教交叉引用時卻很有效。這本身就非常有趣，因為它展示了瑜伽和佛法體系中的思想家，如何相互接觸也相互影響。

《瑜伽經》以短句「atha Yoga anuśāsanam」開頭，意思是「現在闡明瑜伽」。atha 這個詞的意思是「現在」，在這種情況下，它指的是當下，此時此地。以「現在」這個詞開始《瑜伽經》，意味著對於探究真相並實現直接的體驗，我們終於準備好了。這也意味著，我們已經嘗試了一切可想的方法以減輕痛苦——我們試驗過性、毒品、搖滾樂、宗教、虔敬，和自我提升的研討會，而這些都沒能真正奏效。

所以現在我們終於準備好了——調查痛苦的根源，探索消除痛苦的方法和途徑。

寂滅心

帕坦迦利給出的下一個格言，是瑜伽之簡短而有用的定義：「瑜伽，是心念的轉動的靜止」（yogaḥ citta vṛtti nirodhaḥ）。「寂滅」（nirodha）這個詞有很多不同的解釋。事實上，在學習《瑜伽經》的同時，探索幾個世紀以來不同學者所撰寫的諸多不同經典評論是很好的。「寂滅」可以意指靜止心念中呈現的，或者意味著釋放心念的躁動。它也可能意指心念全然停止呈現，暗示著某些深層瑜伽狀態的體驗，是超越思想和思想建構的。

這種心念的靜止發生時，據說見者（實際上是純意識，或在數論的術語中，即至上意識，puruṣa）在自身的形式中自由而立。換句話說，了無對見者與所見 ——即心念的建構（創造勢能）的認同。據說這是開悟或解脫的初始狀態或靈光乍現。在所有其他狀態中——當心念纏繞著漩渦（波動，vṛttis）——就產生誤解，以及見者對心念中任何之所生的認同。心念在這種情況下的自然傾向，會依循所現與相關於自我的感知價值，落入執取或推拒的狀態。

心（citta）的這些漩渦纏繞，如果沒有在瑜伽中被懸止或看透，就會阻止純粹覺知開展其自然、光輝的本質；錯誤的認知，即是巨大痛苦的根源。帕坦迦利描述了心這些纏繞的兩個類別：那些造成折磨和痛苦的被稱為 kliṣṭa。其他的被稱為 akliṣṭa——他們是中立的，不會造成折磨和痛苦。這是在《瑜伽經》開篇就提出的至關要點。有許多重要的心緒傾向（citta vṛttis），能支持禪修與成為智識的內容。折磨人的心緒通常能夠停止，是由於那些不折磨人的心緒在背景中作用著。

了解五種心念波動

同樣的道理，無苦的心念波動也是絕對必要的，它們會在更深的冥想狀態中放下它們的結構和形式。瑜伽實際上改善了思維過程，而不是造成緊張的狀態。重要的是要記住，瑜伽並不是一種反對思想的練習，即便在更深層次的瑜伽練習能誘導心智停止的心理狀態。相反地，瑜伽是思維藝術的精煉，容許思想鏈在慈悲和智慧的開放天空中綻放。

相較於一種放棄態度——「好吧，思想已經給了我們太多的麻煩，所以現在乾脆別再思考。」瑜伽鼓勵清晰、透徹的思維。令人驚訝的是，幾個世紀以來，許多人不願意享受從健康瑜伽練習中所揭露和觀察到之思想悖論，而經常也容易誤解此點。

真實的知見與錯誤的知見

在第一章（pāda）的下一經文中，定義了五種心念波動。第一個是「真實的知見」（pramaṇa）。這些是正確而清晰的思想，形成關於世界之真切、誠實的命題。真實的知見，與準確的直接感知、明確的邏輯思維以及接受他人可靠的證詞有關。相比之下，「錯誤的知見」（viparyaya），被視為誤解，錯誤的感知，或是錯誤的思想和理論。錯誤的知見，源自對外部或內部現象之誤解。了解並能區別真實的知見和錯誤的知見，是至關重要的。

這兩種思想都是心緒傾向，但正如它們的定義所表明的，並非所有的思想都同等健全，也非同樣的正確和精準。在瑜伽練習中，能夠看清事物是非常重要的，如果一個人確實提出了錯誤的概念，那麼透過智慧的省視以察覺混淆並糾正錯誤的認知，將是至關重要的。

妄想

《瑜伽經》中描述的下一個心智波動，是名為「妄想」（vikalpa）的心境。Kal 的意思是「想像」，vi 的意思是「分裂」；因此，vikalpa 的意思是「分裂的想像力」。這只是心智透過想像或思維過程中之圖像和感知的組合，所建構的體驗方式，它與任何的實體或現象沒有對應關係。有時，「妄想」也用於描述世界和心智的整個過程。從這個角度來看，「妄想」是分裂的結構，因此是所有心智創造的一部分，甚至是正確的感知。

如果我們要理解《瑜伽經》中關於心智如何運作的敘述，有關想像力與所有其他心智狀態（所有其他心念波動）如何在其根源上共同運作，理解「妄想」的概念是必不可少的。想像是如此的廣闊和深刻，以至於心智很容易被它捲入其中，特別是如果對心智的「妄想」傾向或分裂結構，缺乏清晰的理解。

睡眠

「睡眠」（nidrā），被認為是第四種心智波動。深度睡眠和夢境都有全然沉浸的特質，所以它們有時會與三摩地狀態（全神貫注攝心一處）或懸止狀態（nirodha，心智躁動的停止）混淆。在三摩地中，心智是警覺和清醒的；然而，睡眠通常會阻止這些更明晰的狀態。與三摩地不同的是，深度睡眠狀態的特點是它帶有非常強烈的慣性，伴隨著強烈的身體感覺，不斷拉動和融解心智，而不是讓它充滿活力和警醒。

當一個人開始練習瑜伽時，睡眠也可能與三摩地狀態相混淆。你打坐時睡著了，於是你想：「哇，那當然是平靜的，我一定經歷了三摩地！」但這種呆滯實際上並非瑜伽。

瑜伽的覺醒狀態，是卓越的光輝、平靜和智慧。事實上，覺性（buddhi）這個詞的真正含義，是不斷地從不同的覺知層次中覺醒。瑜伽到頭來是一個覺醒的過程，一次次從心智之故事線的循環中不斷醒來，進入當下。

記憶

《瑜伽經》中描述的最後一個心念波動是「記憶」（smṛtayaḥ）。它意指深刻的記憶，能回溯此生的記憶，甚至到我們的童年，或者，從細微身輪迴的藍圖中，「記憶」可以被認為是種從一個生命到另一個生命的記憶。在這種類型的深層記憶，提供了探究一個人被制約之整體模式的機會，而透過冥想練習，就能從零散的、未經審視的強加記憶束縛中，解脫出來。

記憶與深層的核心感受有關，就如同氣的制約，它包含了我們許多無意識的態度、焦慮和恐懼。留心「記憶」，讓我們有機會與當下的經驗建立真正的連結，而這種覺知有助於我們洞察對於過去經驗連想。「記憶」，允許我們放開過去之經驗和思想的鎖鏈，這些鏈條導致了對當下實相的錯誤感知和誤解。這種對記憶之諸多層次的釐清，可以藉由冥想練習和觀修、不干預任何當下之所生來實現——不試圖改變或修復任何東西，不執取或推開記憶。

這五種心念波動，在本質上有些是痛苦（kliṣṭa），有些是無苦（akliṣṭa）。在你投身瑜伽練習之後，心念波動的本身（無論悲慘與否），就成為練習的基石。它們可以做為無所執的禪修對象，是非常有用的。當心智的呈現——心念波動，透過了禪修的單純觀察而趨於穩定，你就能夠清楚地檢視到它，而在該審查中，你或許能體驗到它神聖的真實本質。當與其背景——它直接的前後因緣——相連，並不斷延伸地連接至一切，我們可以說它是神聖的。隨著這種視角的轉變，心念波動能自然地被釋放，而在該釋放中，瑜伽的洞察力就開始了。

最終，我們能夠領會所有的心境、所有的存在狀態、一切生起的事物，都是神聖的。這種對實相本質的洞察力，自然而然地將我們帶進入心智懸止（nirodha）的狀態；在這種狀態下，心的躁動會自動停止，就好像我們被真我的深度、美麗和簡單，震懾並由衷敬畏。

努力與不執著

我們從《瑜伽經》中了解，「心智懸止」是透過「努力」（abhyāsa）和「不執著」（vairāgyam）的雙重過程達到的。

「努力」的意思，是在堅持重複或複製模式的方向上致力練習。透過反覆地仔細觀察心智框架和重新框架之內容的模式，就可能誘發「心智懸止」。「不執著」，包括透過瑜伽體位法、冥想、梵誦和調息法，集結身心的所有努力，以便揭露心智的運作。通往「心智懸止」之線的另一端，是修習「不執著」，即放下。

一旦我們看出心智的模式，而非試圖以任何方式改變、修復或替換它們，就只允許模式的存在；這就是「不執著」。我們不會忽視這些模式，也不會餵養它們而使它們延續。只是在不受干擾的情況下為它們給予支持和空間，以利其發揮自然的作用並融入背景中。透過這種方式，我們開始看到瑜伽是一個建立練習模式的雙重過程，允許洞見出現的可能性。伴隨著洞察力，我們接著藉機完全釋放導致該洞見的模式，同時釋放洞見本身。模式的釋放愈完整，我們就愈能在存在的各個層面上感到自由。

憑藉這個洞察力，我們能感受到思想和心智的釋放，就像我們感覺到全身的釋放——在我們的肚臍，在心間，我們被它包圍和滲透。

明辨的覺知與不同層次的三摩地

《瑜伽經》中提出的下一個重要概念是「明辨的覺知」，或所謂的 viveka khyātih，這是在《瑜伽經》和瑜伽練習中，達到全然覺醒的關鍵之一。

「明辨的覺知」也是數論系統的基本主題之一，而《瑜伽經》的哲學語言正立基於此一系統。「明辨的覺知」，是區分或辨別真實與不真實的能力。那些具有恆常、意識和喜悅之特質是真實的；而那些因緣和合的、暫時的、無意識的東西是不真實的。覺性的「明辨的覺知」功能，不斷地觀察和分解，在那些心智所生之內容中，絲毫假我的表象。良好的瑜伽練習，可以幫助我們培養這種如刀鋒般敏銳的明辨識，它允許覺知透過純粹的釋放和無所執的感知來化現。在這個明晰的心境中，當我們能以明辨的覺知善見一切之所生，被稱為三摩地的狀態就會自然生起。

據說三摩地的特點，是心在不同層次的深度專注，在這些層次中，思維過程自然地安住一境而不動，全然的集中。

《瑜伽經》中，帕坦迦利定義了四個不同層次的三摩地。第一個是「推論」（vitarka），這意味著在明辨思維的背景下，進行之深層專注的過程。我們在「推論」中時，就好像在專注之心智的表面下，有一股意識的潛流——類似於水在冰層下流動的景象。

在「推論」中，存在著哲學思想的心理對話；有著從思想到反思的運動，然後是擴及其他思想與新的反思。這形成了一個隱喻的管道，當注意力集中在它考慮的實際對象上時，注意力就會透過該管道而流動。在心智的該功能中，一個想法只能部分地框架一個對象；而它永遠無法將自己完全包覆在該對象周圍，需要有反思之以覆蓋它錯過的角度。這種思維的過程（通常與默想粗重的物質對象或感覺有關）如支架般的，不斷框定對象，形成一個使心智的直接焦點，保持靜止、清晰和開放的背景。

另一個更深層次的三摩地稱為「深思」（vicāra），字面意思是「詢問」。它是進入選定的、更細微妙之對象的律動。「深思」可能涉及那些深奧的、不易掌握的哲學命題，它們往往讓頭腦驚嘆，使該命題保持在無結論的層面上。它也可能是對微妙對象的觀照，例如感官領域，而非特定的感官對象。

在「深思」中，甚至可以觀照事物的背景或情緒的細微運動。

更深層次的三摩地，稱為「阿南達」（ānanda），是心的本性——本質上即是喜悅——成為專注的對象。這種喜悅被視為是沒有特定對象之開放、淨化的感官本身特質。專注於淨化之脈輪和氣脈的內在瑜伽身，所具之深刻而細微體會，也會有這種與生俱來的喜悅或「阿南達」的品質。

但請記住，這個「阿南達」不一定是純粹真我的喜悅；仍然可能存在惰性（tamas guṇa）和變性（rajas guṇa），以及自我中心在背景中運作。

比「阿南達」更深的是被稱為「我見」（asmitā）的三摩地層次。「我見」是「我」或「我在」的原則，這個級別的三摩地，是處理心智所產生之經驗的核心過程。「我見」，除了是三摩地的層面之一外，還可以透過將自我感，疊加在心智真正在思考的事物上，而變成無明（avidyā）的心智原則。

「我見」，是形成心靈地圖圍繞其中心而生長的過程。在「我見」的三摩地中，沒有形成地圖；只有純粹的覺知反映在基本之製造自我的原則中，而那個原則又反映回來，將「我是」的感知，投射於開放的覺知之上。

這四種入定，被認為是「正知三摩地」（saṁprajñāta samādhi），即具有種子的三摩地，或在心智中有些許內容的三摩地。這些類型的三摩地不同於「無所緣三摩地」（asaṁprajñāta samādhi），或無內容的三摩地，它發生在觀察到的內容被釋放或放下時出現的間隙。

如清澈寶石的心智

在《瑜伽經》中，帶有粗細結構種子的心境，以及沒有思想結構種子的心境，是描述不同形態之三摩地的兩個通用術語。有了這個區別，我們了解到心智的真正本質是自然地專注於三摩地，然後放下並進入未知。透過瑜伽的練習，我們學會了專注力的集中，使心智可以接受任何呈現的感知、覺受或思想模式。就好像心智是一顆清澈的寶石；當它依任何背景而立，寶石都能無偏見地反映和折射該處。

同樣地，一個清晰的心智，能在不將感知分解為主體和客體的情況下作用。如此一來，心智可以放鬆地做其分類、理論化和理解的職責，也可以簡單地保任在它視為神聖之事物所升起的形式中。任何被視為是神聖的特定心智形式，它就能被釋放。這種釋放形成了一個間隙，於此間隙中，就有機會獲得真正的洞見和體驗純粹的覺知——不依賴於結構，也不依賴於形式。當然，即使是熟練的瑜伽練習者或禪修者，另一種形式也幾乎立即出現在心智中。於是心智重新調整自己，也許在更細微或更深的層次上。而同樣地，在三摩地形成之後，那個特定的新公式也被釋放。在瑜伽的練習中，這種專注的循環會愈來愈深，愈來愈微妙。正是在間隙中——在出現的形式之間——能衍生洞見。

所以三摩地，真正而深入的心定；確實關注正在發生之事情的能力，是瑜伽的基本工具。問題在於，只有當你能夠釋放心智所專注的圖像時，瑜伽的洞察力才會出現；因此，我們必須釋放我們對三摩地本身的概念和理解，修行才能繼續。

帕坦迦利將三摩地定義為：當專注的對象出現時，彷彿它沒有自身的形式。這意味著該對象是其擴展背景的組合。它不是分離的；它沒有自我，它是無常的。

透過這種方式，更深層的自我功能，在沉思中是了無認同的。對空無一物的釋放是自然的；它不是個需要拒絕或擺脫的對象。三摩地「抓與放」的循環生起明辨的覺知——見到恆常與無常之間的區別。這種覺知逐漸導致我們對整個身體、心智和對世界之感受的重新評估，而正是透過明辨的覺知才能在瑜伽練習中獲得洞見。

知道了這一點，我們就可以了解三摩地本身並不是瑜伽的目標；相反地，它是瑜伽的主要工具。正如帕坦迦利所指出的，如果對心緒傾向有認同，對心智中的呈現有認同，那就非瑜伽的境界。

透過瑜伽，我們培養了接受心智之呈現，藉由在冥想中極為仔細地的觀察力，與最終運用心智專注的過程，來經驗過三摩地的諸層次。我們可以體會到在心智的境界中「沒有人」的洞見——我們自己的心境——在心念波動中了無一人。以這種方式，在見者和心智的呈現之間，在至上意識和創造勢能之間，在純意識和對心智的感知之間，都不再有認同。

訓練心智在這種看似自相矛盾的內觀狀態中休息，這本身就成為一種練習，應該要系統地進行。但其實很簡單：你修行時，只要心中有一個呈現，你只需觀察所升起的——一種感知、一種想法、一種覺受。最終你能夠接受任何心智的呈現，並且透過仔細觀察，你能夠認出那不是你。在任何呈現的內容中都沒有任何人；在任何特定的感知、思想或覺受的模式中，都是無人之境。你所有的見解悉皆空而無我。這種釋放專注之種子模式的觀修，有利於三摩地狀態的生起，應該盡可能地透過呼吸、身體、覺受和心智來練習。

對於一些極少數的人而言，這個過程很容易，釋放而入解脫的心境，是自發而生的。然而，我們中的大多數人，若沒有為此付出巨大努力，就不會進入三摩地。

無所緣三摩地

「無所緣三摩地」，也可稱為空三昧、懸止三昧或餘韻三昧。除非你很容易落入這個間隙，帕坦迦利說，三昧狀態之前有五種前行法：信（śraddhā）、精進（vīrya）、憶念（smṛti）、定（samādhi）

和慧（prajñā）。

信，是信仰和信任的實踐，這意味著能夠在未知的狀態下放心和快樂。精進，是活力，就像力量和強度一樣。經文接著說，為了培養信任，一個人應該要卓越的精進修行，這意味著我們應該以極大的熱忱來練習，而在練習瑜伽體位法和調息法時，這種熱忱會因敞開的心胸而產生。因此，信任，以及與仔細觀察任何當下之所生同在，伴隨高度的熱忱，安止於未知，這些是三摩地和透過瑜伽所獲得之解脫的根源。

憶念，是記憶，它允許對長期模式的感知，並能夠看到任何主題的諸多觀點。憶念使我們能夠學習無常的課題，而三摩地放大了關注任何事物，並有見其乃空而無我的能力。慧，是對從三摩地生起之一切現象的相互滲透性，所具有之明辨和智慧。它是對萬事萬物之真我的清晰感知。

帕坦迦利還推薦「安住於至上」（Īśvara praṇidhāna），臣服於「神」或「主宰者」（Īśvara），作為另一種進入「無所緣三摩地」的方式。

在這裡有兩個含義。一種是被動臣服，修行者容許事物如是呈現——同樣地，信任感是其基礎。「安住於至上」在這裡的意思，是當事物生起時，你停止干涉它們。你在自己的身體中練習這種臣服，停止干擾你的呼吸、你的感官，與思想和情緒的整個流動。了解所有這些都與「主宰者」有某種連結，來自於祂，或者真的是祂，你能藉由練習，完全接受你的實際情況。

臣服的第二種解釋，接受了主動臣服的可能性。在這種情況下，你關注、供奉並服務於「主宰者」，祂被認為是所有眾生心中的原始上師或內在上師。認識到這種原始的關係，能讓一些人更容易接受臣服；積極地將你的行為成果奉獻給「主宰者」，並帶來極大解脫感——而如此的做法也提醒了你，你是為利他而修行。接下來，你向「主宰者」提供服務，這主要是透過向他人提供服務來實現。帕坦迦利提到神聖的「嗡」音，被認為是「主宰者」之音的化現，一種可能的練習是在念誦「嗡」的同時，反思祂的意義。這樣的練習讓你從片面的、外化的思維模式中解脫出來。結合思考「神」或「主宰者」的含義，以及「嗡」音在體內的共鳴，可以將你的專注力吸引至內心深處。透過關注「主宰者」，以及透過內化該行為之意義的本質，這種兼具被動和主動的雙重臣服，是誘導三摩地的方法之一。

常見的困難和渙散

《瑜伽經》的下一部分，討論了九種常見的困難和渙散，這些困難和渙散可能會干擾我們的練習和瑜伽的表現。了解這些障礙如何於特定時間化現的樞紐，通常能促進練習成長和產生洞見。迴避困難無法打開解脫之道；相反地，能夠坦然面對困難和散亂心，才能讓我們真正成熟與進步。

疾病

第一個障礙是「疾病」（vyādhi）。這個很容易理解。當然，如果你生病、疼痛或失衡，就很難集中注意力。因此，你必須不惜一切代價直接應對疾病——去看醫生、改變飲食、改變生活方式等等。要能集中精神，這是必不可少的。其二，即使我們生病了，我們也必須盡可能地集中精神與修行。這通常會讓我們重新定義練習的真正含義，因為我們回到簡單的感受和呼吸的正念中，或許也進入祈禱。總有一天我們會生病，不會好起來，而我們也終將一死。

真正的修持，關注真我——一切事物的真實本質，應該是為死亡而持續做的練習。

昏沉

瑜伽的下一個障礙是「昏沉」（styāna），意思是「沉悶的」或「呆滯的」，這也是瑜伽要發揮作用所必須解決的問題。換句話說，你需要活力。你不能被心智和身體的恣意狀態、不平衡的做法、生活方式的選擇所困。瑜伽體位法、調息法和感官覺醒，都有助於克服「昏沉」。

懷疑

許多人從未克服的巨大障礙，是「懷疑」（saṁśaya）。「懷疑」本身並不一定是件壞事；它只是意味著你看到了論點的兩面，或者你看到了兩種不同的練習方式。如果你不能在兩個面向或觀點之間做出決定，就會處於困惑和懷疑的狀態，而你可能會認為既然你不知道該怎麼做，於是什麼也不做。這在瑜伽中時常發生。

某學生可能有兩位不同的老師，對相同的瑜伽姿勢，一位老師說這樣做，而另一位老師說那樣做。它讓我們處於「懷疑」的狀態，我們可能會因此而麻痺——質疑哪位老師才是正確的，哪一種技術才是最安全和最有益的。當然，克服「懷疑」的方法，是透過「信任」（śraddhā），透過了解無論不同的觀點可能為何，在更深的層面上，它們都是偶發的，端視其背景和狀況。你可能看不到它們是如何的彼此結合，或者不明白一者是對另一者過度的反應，或者一面是卓越的，另一面是妄想的，然而秉持著信心和信任，你不至於氣餒或癱瘓。

因此，解決懷疑之道，是需要更加地深入混亂和懷疑。這意味著能夠不退縮的接受該情況的悖論，這樣你就能從存在的核心中引發行動，而不是根據既定的信念或教條膚淺地行動。

這是瑜伽練習的主要障礙之一，而許許多多的練習者也因「懷疑」而放棄。一般來說，我們不能接受自己內心的懷疑，因為懷疑對我們來說，意味著對盲目信仰的背叛，與對涉及練習之自我的背叛，而非我們本俱之智慧的展現。

放逸

另一個障礙是「放逸」（pramāda），意思是「妄想」或「粗心」，簡單來說就是沒有看到事物的本來面目。

這與第二個心智波動——「錯誤的知見」相同，透過加深你對手邊問題的理解來克服它；透過提問、諮詢他人對某個主題的理解、學習傳統的瑜伽哲學、深入觀察自己，或透過其他的練習者來獲得回饋。「放逸」的對治，也可以藉由關注你自己的身體和呼吸的訊息傳達，來做出適當的回應。

懶惰

「懶惰」（ālasya），是瑜伽的另一個障礙，一般來說，它指的是沒有精力做任何事情的怠惰和懶散。它也可以意味著對愉快心境的依戀——對平和、至福或任何心智對愉快之成見的依戀，讓我們躲在其中以逃避現實。這種執著很快就會成為主要障礙，因為它傾向於關閉你的好奇心，破壞任何擦亮明辨識的可能性。

執迷於「懶惰」，會讓你停止思考諸如「何謂實相？」等問題的深度。缺乏好奇探究的心，會導致你忘記世界的本質是苦，它是一個殘破和死亡之地（就像它是一個至福之地）。缺乏理解無常的能力，還躲在幽暗的口袋或迷霧中，將導致更多的妄想。最終，你不僅會錯過瑜伽，更會錯過正常生活的轉化。

強烈渴望

下一個障礙是「強烈渴望」（avirati）。一般來說，在持續練習了瑜伽一段時間，你逐漸熟稔練習後，禪定的狀態，一種深刻平靜與清晰的感覺，會自然而然地在內心深處的出現。這種感覺能伴隨著一種充滿活力的快感，使得體驗過後，便對這種感覺產生渴望或嚮往，而這並不少見。有時，在靠近對身體的深層觀察或核心歷程之際，會開始一種情慾的刺激；想像力被打開了，我們發現自己因慾望而分心。這些接近身體中軸的愉悅感覺，是心智之防禦機制的一部分——就像一種反射，旨在確保你不會體驗到中脈的原始強度和基本的真實愉悅。如果你要體驗它，心智就必須要融入身體的核心，而這對自我來說可能是非常危險的，所以對這種練習的內在效果有自然的排斥。

「強烈渴望」，阻擋了許多的練習者，將所有需要學習觀察的感覺類型——愉快的、中性的和不愉快的——視為僅僅是感覺。真正的愉悅與快感，其實就在身體核心的中軸上。所以你愈接近中軸，心智消融於實相的風險就愈大。這就是為什麼心智——幾乎是出於防禦性的——將這種核心愉悅丟開或向外投射，以作為破壞心智真正消融的手段。

迷亂

下一個障礙是「迷亂」（bhrānti darśanam），意思是「謬見」、「不當的視角」或「錯誤的觀點」。從本質上簡單而言，它就是我們可能所稱「有害的哲學」，或將任何哲學立場推向極端的東西。有害的哲學可能是一個無知的、不成熟的系統，或者更常見的是一個被誤解的系統。有益的哲學，在時間和經驗的辯證火中被煮熟，提供洞察力、慈悲心、實際的明辨和喜悅。在「迷亂」中，你的哲學變得更加僵固，喪失了該思想的深度和背景。於是，對系統的觀念，優先於生命、整體、以及他人——使你無法欣賞世界或其他生命體的本來面目。

例如，你可能會發展出一種非常現實的觀點，以至於變得流於字面化，讓你看不到觀念的力量，無視任何特定情況都能有許多的思考方式。在這種字面上的、幾近基本教義者的心態中，你發現自己矯枉過正地執取著所謂的修行、宗教和信念。或者，你可能會陷入這種反極端的觀點，並發現自己變成了一個相對主義者，這使你認為所有不同的信仰和所有不同的做法，都是相同的且同樣的好。

這種「迷亂」在當代狀況的展現，是對瑜伽沒有主張，或者認為判別是不好的，缺乏道德決斷的倡導「萬般皆一」。有了「迷亂」，你的明辨覺知，或銳利宛如刀鋒的心智，就會喪失。

缺乏基礎

下一個障礙，「缺乏基礎」（alabdha bhūmikatva），是在任何狀態下都無法立足或穩固，這是構成瑜伽練習之各種張力不平衡的結果。

例如，可能有大量的練習（abhyāsa），但沒有不執著。或是可能有太多釋放而根本沒有練習，或者可能與他人有未解決的問題，或者缺乏適當的禪修或調息法等的訓練。

退轉

最後一個障礙是「退轉」（anavasthitatvāni），字面意思是「不穩定」。它是透過練習漸漸穩定後，你開始保有一些持續的專注，但突然間心智跳開了。讓你陷入「退轉」狀態的，通常是由於專注心之強度所激活的業習印記（saṁskāras）。

「一真」的練習

瑜伽的體位法，特別是調息法，能夠定位和暴露出這些深層觸發點，而這些觸發點一旦被激活，心智就會遠離它們。除了瑜伽練習之外，在一般的情況下，不穩定可能是由你生活的其他方面所引起，而瑜伽練習可以造成非常深的無意識攪動。這個障礙在瑜伽經之後敘中有廣泛的處理，當帕坦迦利尼討論瑜伽的不同分支（aṅgas）時，他強調，最終你必須在生活的各個層面進行瑜伽練習，才能使瑜伽真正的發生效用。

這些障礙實際上是心智散亂的形態，據說伴隨著精神和生理影響，被描述為焦慮、四肢顫抖和呼吸急促。文本提供了一個非常簡單的解決方案：如果你簡單的練習「一真」——eka tattva——你可以消除任何障礙及其生理影響。

事實證明，「一真」就是瑜伽修行的本身，它的完成，是透過將注意力集中在任何一個元素、任何感官領域，或任何選定的專注領域，一心不亂。「一真」的實踐，在於接受當下一切之所生，即使表相為障礙，都認可它是一個相互連結的實相。因此，一個誠實的修行者，會選擇他們現實生活中的題材作為觀修的對象。熟練的修行者會觀察心之核心，以冥想和謙遜的態度接近它。這被稱為是同體（oneness）或一實相（one truth）的實踐。

藉由「一真」的練習，你可以開始了解任何表相看似障礙的，皆有其深度。仔細觀察道上的障礙，你會發現它的複雜性以及它與萬事萬物的交相滲透。

一種傳統的「一真」練習法，是將任何的道途障礙，視為象神（Gaṇeśa）所放置的。當你以這種方式轉變觀點，並且能夠把生活中出現的問題想像成象神賜予的特殊禮物，那麼你就更有可能對位於問題核心的教義持開放的態度。

例如，如果你頭痛，你可以不將疼痛解釋為障礙，而是象神在戳你並邀請你觀察構成名為「頭痛」之分心的特定感知和覺受。這樣你就可以在障礙出現的同時，開始進入禪修的狀態。你甚至可以將障礙、它的原因和它的結果，都視為是象神本人。

隨著這種視角的轉變，障礙成為冥想標的，並從障礙轉化為通往更深層次修行的門戶。

四無量心：慈悲喜捨

克服障礙的另一種方法，是單純地練習友善和慈悲。大多數障礙的根源，和我們與他人或與自己的關係有關。我們對自己和他人的概念和看法，是製造障礙的豐富來源。帕坦迦利說，如果你對快樂的人修行與樂，對受苦的人修行慈悲，遇到充滿美德的人你修行隨喜，遇到缺乏德行的人——製造痛苦的人，你修行全然的平等捨，那麼心智就會變得清晰。

我們必須了解，就我們在世界上遇到的人而言，這不僅是一個外在的過程，它還有一個內在的因素，適用在我們自己身體和心智的幸福體驗——皆以平等心待之。當你在自己的身心中遇到這些存在狀態時，對自己練習慈，悲，喜，捨，也是朝著對他人練習和善和慈悲所邁出的重要一步。從某種意義上說，這種練習是通往瑜伽的捷徑，因為心智所有的結構和制約——所有深層的業習——都相繫於與我們的心以及與他人的關係。

冥想明光，或簡單地沉思於啟發人心的大德——那些已經開悟的成就者——是透過瑜伽實現解脫的另一條簡單而相關的途徑。從某種意義上說，這與帕坦迦利所提出的練習喜樂和體驗深刻之美德的建議相同，當你遇到德行高尚的人時，這幾乎是自動發生的。

想像一下，例如，有一天下午，在你和朋友一起喝茶之際，達賴喇嘛尊者走進茶館！就算你是個惡棍，僅是與如此具足高世至德的尊者同處一室，你就將感到震驚，也可能感染了良善。你的心境會轉變，你的姿勢會變好，你自然會放下他進入茶坊前讓你陷入的雜念。與這個基本概念相關，帕坦迦利指出，有時即使在夢中，我們的經歷也能深深地打動我們，影響我們，以至於在我們的心中播下靜思的種子。就其本身而言，這能讓心智重新得到控制。

事實上，這種被美德、真實和誠實所深深觸動的感覺，也可以透過冥想於任何令人舒服或愉快的事物而發生。這是帕坦迦利的深奧教義：無論你獨特的生活環境如何，如果你發現了任何令人愉悅、具有啟發特質的心靈內容——任何可以真正成為你沉思之種子的標的——就沉思於它。

《瑜伽經》中的這種教導，示範了一種非常開放的取向，旨在真正傳授人們，找到任何可能解放心智的方法。《瑜伽經》甚至可以被認為是對培養真實、神祕體驗之通用過程的無宗派描述。

瑜伽的基本願景

《瑜伽經》共四品（篇）。正如我們所見，第一品《三摩地品》（Samādhi Pāda），闡釋了瑜伽的基本願景，並描述了穩定該願景的瑜伽基本技巧。其餘的三品，從略異的觀點和不同的強調重點，說明與加深了這種對瑜伽的理解。這附加的三品，讓我們對瑜伽的基本主題更加熟悉，並且在我們建立對所呈現內容理解的同時，邀請我們進行更深入的探索。特別是第二品《修行品》（Sādhana Pāda），為我們提供了透過瑜伽練習真正扎根的工具。

我們大多數人的生活中，都曾有過偉大的靈感和洞悉生命的時刻，但它們多半是稍縱即逝的。在靈光乍現的剎那後，我們可能會突然發現自己回到了日常之煩惱和悲慘的意識狀態。這是完全正常的，這對帕坦迦利而言並非陌生的事態。在第一品中建立了瑜伽的基礎之後，他開始在第二品中「變得真實」。在《修行品》中，帕坦迦利探索生活，因為它是教旨的中心面，提出了源於生活的洞察力，有益於延長短暫清晰片刻的觀點。

在這第二品中，論述了一個全新的瑜伽定義，即「行動瑜伽」（kriyā yoga）。「行動瑜伽」被定義為具有三個組成部分；「熱」（tapas），意思是「實踐」或「苦行」；「研讀經典」（svādhyāya），意思是「自學」或「內省」；和「安住於至上」，全然臣服於神或奉獻一切於神。

「熱」有熱能；當我們終於為心智的活動設下界限，所生起的光輝和明亮。一旦我們進入一個自己已經確定或建立的神聖空間，「熱」會自然發生。在我們進入清真寺或教堂時，在我們與極具智慧和有啟發性的老師共處時，以至於在我們踏上瑜伽墊時，甚至是在更世俗的層面上，我們都為心智設定界限，並定義該空間是神聖的。即便不做任何事情，僅僅透過將空間或情況定義為特殊的、神聖的，我們仍可能會體驗到一種明顯的熱感或強烈的覺受。即使「熱」傾向自然地出現，然而，在最初進入新情況或新空間時，也會有一種摩擦力的湧現，但心智（它因分心而興旺）總是想要偏離並做其他事情——任何不需要專注，與不需與未知共處的狀態。

如果我們在進入空間時能夠集中心智，我們就會開始產生熱能，而每當我們以這種方式集中心智，「熱」就會自動發生。如果我們堅持專注，那麼「熱」自然會引起一種自省的狀態，讓我們開始探究痛苦的根源，並找到真實的自己。

從內省中，我們來到了「安住於至上」。「安住」的意思是「臣服於或伸展於其前」，可以從兩個不同的角度來檢視；一個是被動的，另一個是主動的。在「行動瑜伽」（kriyā yoga）的背景下，審視我們為「至上」所主動提供服務之形式是有助益的，正如前面所解釋的，祂被認為是瑜伽士心中的原始上師。

「至上」是一切：一個人的意圖；一個人的行為；感官的功能；呼吸的流動；所有的幻想，失望，情緒等等。無論生起了什麼，都獻給「至上」。本質上，透過對「至上」的這種奉獻，我們培養出一種願景：「至上」在一切眾生（包括所有其他人）的心之核心。

我們發現「至上」，實際上是眾生的終極身分。透過以這種方式為他人服務，首先藉由了解他們的真實身分，然後像對待神一樣的觀照他們，我們可以快速進入瑜伽的最深處。

「行動瑜伽」的目的之一，是帶來三摩地。在這種深度禪定的狀態中，無論覺知的對象為何，我們都完全的參與其中，沒有主、客體之見，三摩地狀態本身成為我們探究實相深處的基本工具。「行動瑜伽」的另一個目的，是減輕煩惱（kleśas），這個雜染與折磨被認為是痛苦的根源。

五種煩惱

《瑜伽經》中提到了五種煩惱。其中四個是由第一個——無明而生。無明是將暫時的、垢染的、無常的——那些非真我者，與永恆的、純淨的和快樂的相混淆。這種誤認暫時的為永恆的，視快樂的為不快樂的，顛倒純淨的為不純淨等的基本錯誤識別，產生了各種痛苦。

第二個痛苦是「我見」，意思是「我是」，或是一種與其他一切分立的自我感。當你視自己是分離的，心智就會去尋找滿足感官的對象，需要積累各式各樣的東西來證明它自己的錯誤假設，即它是非常獨特的，與其他一切事物分離的。

從這種迷惑的狀態中，出現了「慾求」（rāga），陪同著對那些支持自我分離錯誤假設之事物的執著感。隨之而來的是「憎恨」（dveṣa），這是一種排斥或推拒那些被認為對錯誤定義之獨立自我，具有威脅或無用之事物的狀態。心智很難理解的一個基本真理是，當我們抓住或執著某事物，我們也在以同樣的強度推開它的對立面。這種執取和推拒的過程是巨大痛苦的根源。這是因為我們所尋求的事物，實際上無法給予我們心靈真正尋求的那種融化和愉悅。對目標的追求和獲取，最終並不能使心智回歸其自然三摩地狀態。而三摩地，是帶來真正的快樂和持久幸福的根本。

覺知無明煩惱

《修行品》的第一部分，提供了天堂和地獄的真實景象，它可以被想像成一棵巨大的樹，它痛苦、仇恨或地獄般的根，生長並牢牢地植於大地。這些根向下延伸的深度愈深，其對立面或天堂的樹枝和葉子就愈向上長。但樹只是一個小例子，它表達了相互關聯之生命的更大矩陣。

如果我們觀照這棵樹的形象，我們最終會意識到它的所有部分，都是創造勢能的原始成分，由創造性能量所組成。於是我們可以放下整棵樹的形象，知道即使極其複雜，它也與其背景沒有分離。這種釋放，讓我們能開始瑜伽的過程。一旦我們洞悉心智全部的創造和整個世界的新視野，了解整個世界是一個由快樂和痛苦、冷熱、與無數對立面所組成的大網，我們來到最後的煩惱，苦難之最後的根源。

據說，即使是明智者也會遭受這種煩惱之苦——「懼死」（abhiniveśa），意思是「對生命的執著」。有趣的是，「懼死」或對死亡的恐懼，與成熟的瑜伽練習之更深層次體驗密切相關，在這種體驗中，我們開始感到周圍的一切都在消散，就好像我們快死了一樣。不僅我們想要消散的東西都在消散，而且我們一切之所見，甚至那些我們不想失去的，也在消失。我們認識到，無論是遠在天邊或近在咫尺的事物都在消融中，就像我們心智核心深處的組成一樣——在我們的情感和自己的身體中。了解我們自身之無常的最初反應，自然是極度的恐懼或驚慌。

然而，我們如果能簡單地安住在萬般皆無常的領會中，並且如果能相信未知的過程——這兩者都是改變不可或缺的特質——那麼就可能洞悉無常的真相。領悟此點，被認為是明辨智輝煌的曙光。體悟我們周圍的一切都只是振動所組成，因此無常，是良好瑜伽的練習能產生的深刻洞見，它揭示了在無明的領域裡，因為對萬般皆無常的無知，它很容易滋長其他的煩惱。因此，瑜伽的真正作用，就是消除這種分離感所源起的無知。

據說，煩惱可以是顯化的——我們意識到它們所引起的困惑和痛苦，以及我們可能感受到的分離感，以及自我、執取、厭惡或恐懼。或者它們可能是不顯化的——作為我們情緒或不舒服體驗，而無法清楚確定其究竟的原因。煩惱在細微的形式中，藏在心智的核心深處，可以被所謂的「恢復原狀」（pratiprasava）而改變，意思是「逆流」，將煩惱的流動轉而向其自身。

例如，當我們無來由地生氣或心煩意亂，我們或許仍然會注意到並認出這種稱之為「憤怒」的不適感。如果屆時我們能釋放席捲的情緒浪潮，我們或許能意識到該感受，可能與近期的朋友離世有關，甚至是因新聞報導的公眾人物過世而引發我們潛意識中的死亡概念有關；也可能因任何世界之變化或轉變的事物，衍生我們的潛在不適。然後，我們能透過對死亡和無常的原始排斥，對逝者或已經改變之情況前的依戀，以及透過它們，我們對自我概念的認同感，來追溯我們的情緒、恐懼和執著。

最終，我們的痛苦可以追溯到這樣一個事實，即我們內心深處有一個部分的感覺，是與其他一切完全分離和孤立的——這是我們痛苦的根本原因，就是被稱為無明的無知。將這股高漲的感覺和我們的心理建構，追溯到我們心智中的這個原始源頭，並看到我們對分離這個誤解的空性本質，就可以讓這股意識線，回溶至我們的心和見解中，將覺知帶回進入此時此地發生的情境。

我們可能會在任何時候注意到煩惱的流動，從「無明」到「我見」再到「懼死」。將注意力放在心智波動模式上，我們藉由煩惱的流動，追溯心智波動，透過自我回溯至無知之根，解開正在經歷之苦。那些展現為心緒傾向的煩惱，我們更容易命名的痛苦面向，例如當我們因自我受到挑戰而燃起的憤怒，或者當所求不得而生之沮喪，這些更明顯的煩惱，可以透過對正在生起的當下心境，進行禪觀或冥想來消融。

因此，我們再次看到，整個瑜伽練習，實際上正是通往解脫的道路，就是要找到任何所現之事物的根源。

深層和潛在的分離概念，會讓我們陷入思想和情感領域，要將覺知的過程帶入其中，不是一件容易工作。我們必須一次又一次地接近它，否則心智會很自然地溜回自我功能的安全領域，分開我們與他人和周遭的世界。除非我們真正開始瑜伽之道，否則我們會傾向將時間用在安排自身的活動，嘗試修復事物的表相，以創造生活中快樂和愉悅的狀態。

培養明辨識

隨著我們體驗處於世界中的生活和無數實驗，隨著我們在工作中以及與他人的關係中所經歷的考驗，我們會發現，僅僅在事情的表面粉飾太平並不能真正奏效；也永遠無法帶來持久的幸福感。只要痛苦的根源和記憶深層的制約仍在，我們為幫助自己度過一生（也許是許多許多世）而養成的所有逃避的習慣和技巧，實際上都無法讓我們消除痛苦。這是因為我們痛苦的起緣，是對無明的極大無知——我們與背景分離的誤解。當然，這很複雜，因為正是此一相同的混淆，自動牽引著我們試圖修復生活的表面。洞悉我們不是分離的，真理或神是每個「分離」存有內在之相互滲透的連結，是從無明所造成的痛苦中解脫的起點。

當我們開始領會每個分子、每個念頭、感知或覺受，都是相互關聯的生命網絡的一部分時，我們必然會培養明辨覺知的技能，透過明悉和慈悲而運作。

有鑑於此，《瑜伽經》描述了八種不同的分支，來培養明辨識。如果你從純淨洞察力的概念中思維，你可能會認為「一支」才是真正的修行，因為該洞察力是真理唯一的直接體悟。然而，即便洞察力為我們提供了知識，但它本身並不是一種實踐。真正達到瑜伽的唯一方法，是擁有許多分支，或者從多重的角度接近教法，透過各個層面的覺知來培養洞察力。

嘗試踩踏獨輪車上路是極具挑戰性的，尤其是當你遇到障礙物時。比獨輪車容易些的是自行車，比自行車輕鬆些的是三輪車，因為它有橫向的穩定性，以此類推。學習如瑜伽等複雜學科也是如此；只從一個角度來研究它或只研究一個分支，比起多管齊下要困難得多。

八支瑜伽

《瑜伽經》描述了一個八支的洞察力運行工具，有點像隻蜘蛛。因此，當我們遇到瑜伽中的障礙時，我們可以從許多不同的角度來看待它——從生理角度、心理角度和哲學角度。瑜伽的不同分支讓我們思考存在的問題，並以多樣化、全面性和扎根的方式，培養對實相的洞察力。

這種平衡瑜伽練習的八支運行工作，被稱為「阿斯坦加（八支，aṣṭāṅga）瑜伽」。Aṣṭa 的意思是「八」，aṅga 的意思是「支」。這八支是：「持戒」（yama），道德修為；「精進」（niyama），遵守奉行；「體位法」（āsana），姿勢練習；「調息法」（prāṇāyāma），內在氣息延伸；「攝心」（pratyāhāra），感官回收；「凝神」（dhāraṇā），專注；「禪定」（dhyāna），冥想；和「三摩地」（samādhi），深度冥想，了無主體和客體的感知。

這八個分支在初見之際似乎是按特定順序的，彷彿你必須從「持戒」（yama）開始，系統性地透過其他分支，然後才能輕觸到與三摩地相關的解脫和慈悲感受。經過仔細檢查，我們發現練習的這八支是彼此交織的。它們每個都包含於彼此和在各支的練習中，就像三摩地本身的體會，隨著我們持續練習而永遠深化一樣。

儘管所有優良的瑜伽練習，都必須源於強健的道德基礎（持戒和精進），但大多數人的瑜伽學習，是起始於體位法練習。體位法較容易理解，不像其他支那麼地令人生畏，因為它涉及身體的動作，將其扭轉成各種有趣的形狀，心智也能在身體工作時融入所出現的感知和覺受。

對於許多初學者來說，透過姿勢來作為練習的開始是明智的。練習體位法一段時間後，我們可能會對冥想產生興趣，或者道德關係的概念可能會激發我們的興趣，直到最終我們看到各支練習之間的關聯性。學生們經常發現，隨著練習的發展和深入，他們需要在不同的時間強調不同的分支。隨著練習的進階，我們開始意識到沒有一支是瑜伽的真正「目標」：在調息法中能屏息多長，在體位法練習時將腿盤在頭後，或者可以多快地專注心智，並不重要。

「目標」（如果我們可以暫且這樣稱呼它），是達到一種明辨智的狀態，直接體驗純意識和清淨存在的本質，以及體驗心智本身的特徵與型態。

五種持戒

除了學習瑜伽練習的各支，《瑜伽經》還描述了瑜伽練習必不可少的五種「持戒」，或道德行為的基礎。其他的傳統經典提到十種、有的甚至提到十五種的「持戒」，但我們可以從這五個中得到基本的概念；以清晰和合乎道德的方式對待自己和他人，是這種做法的根源。

非暴力

第一個「持戒」是「非暴力」（ahiṁsā）。這簡單的意指不傷害，不給他人或自己造成痛苦。我們發現「非暴力」並非來自努力和意志，它是從持續的瑜伽練習中油然而生的。隨著我們在體位法和調息法的練習中取得進步，我們的專注力和觀察力會增強，使我們開始注意到我們自己對愛戀（rāga）和憎恨的態度，對吸引和排斥的感覺，是如何自發地激活即便是我們當下的感知自身的感官領域和呼吸。

透過對自己實行非暴力，我們自然而然地開始尊重甚至是我們直接的感官覺受，並視其為神聖的。在任何我們認為神聖的事物之前，我們很自然會感到良善、充滿愛心、慈悲和連結。所以「非暴力」是八支瑜伽初階的第一個「持戒」，它是非常重要的。

真實

在「持戒」中，帕坦迦利接續著「非暴力」討論的是「真實」（satya）。簡單而言，即表達真實和誠實，依其行事。所依止的「真實」，不一定是指事件的真相，而是《瑜伽經》的真相，即能在當下解脫之純意識的真相。

自視非常誠實的人，甚至可能有點自以為是的人，有時會以實際上違反其「非暴力」誓言的方式使用事件真相；以違反真理和非暴力之更深層次原則的方式使用事實。例如，某人有個非常醜陋的鼻子可能是事實，但只是向他和其他人指出這一點，除了羞辱和讓人難堪之外沒有任何意義。

因此，「真實」並沒有被確立為第一個「持戒」；相反地，它遵循並建立在「非暴力」之上，這是無害和良善的原則。

不偷竊

第三個「持戒」，是「不偷竊」（asteya）。當然，這適用於最明顯的層面，意味著不做小偷，不搶劫銀行或雜貨店，不偷腳踏車和汽車。但是「不偷竊」也暗示了許多更細微層面的不竊取，例如不剽竊觀念想法也不居功。這意味著不要為自己積累並非真正屬於你的東西，不要成為虛偽的人，不要執守最終不屬於你的東西。

它甚至適用於任何進入我們影響範圍的事物，例如，有形財產——我們可能擁有的房子——最終必須像其他所有事物一樣地被視為無常。到頭來，「不偷竊」的意思，是不聲稱任何東西是自己的，並且與其他一切分離。如果我們看不到自己的身體和感官知覺不是自己的，無視它們與其背景、以及我們置身的相互依存網絡之連結，這甚至能被視為偷竊。

修行「不偷竊」時，我們將事物視為一個相互關聯之整體的一部分，有了這種洞察力，我們可以釋放一切，使其如是呈現，自然而真實地流動。

心不離道

下一個「持戒」，「心不離道」（brahmacarya），通常被翻譯為「禁慾」。理解「心不離道」的字義也很有幫助，即「依婆羅門而行」或「依神而行」或「依止純意識」。最終，「心不離道」意味著一種高度道德的性行為。這可能意味著你過著僧侶的生活，或者如果你涉及性關係，「心不離道」意味著該關係遵循「非暴力」、「真實」和「不偷竊」；第一個「持戒」中，我們不會在關係傷害他人，也不會無視他或她內心深處的真我。

實際上，「心不離道」在深奧的層面代表進入所謂的梵脈

（brahma nāḍī），即身體中軸內的通道。祂據說是被觀想為在中脈內的一根細線，一旦生命息（prāṇa）進入梵脈，人們就能品嚐或直接體驗實相。因此，成為真正的「心不離道」者，並非意味著自負地否認生活的樂趣，而是指仁者已經進入了實相的核心。

無役於物

《瑜伽經》中最後一個「持戒」，是「無役於物」（aparigraha），意思是「不執取事物」。「無役於物」對治心智的傾向，因為在自我的支配下，很容易就掠奪事物並據為己有。心智移動著，彷彿在說：「這個，我認同，那個，我不認同。」心智很自然地在所有活動的領域——政治、經濟、人際關係、心理領域，甚至在我們私自的思想中，我們都可能開始收集和積累事物。所有這些執取，都變成了巨大的負擔和障礙，干擾了我們與其他眾生的關係。這是深入瑜伽練習的主要障礙，因為關係就在練習的核心，而關係的精髓是信任、公平和愛。

如果練習「持戒」，那麼愛就可以自由流動並在我們生活的中心發揮作用。《瑜伽經》所描述的「持戒」修行，被認為是大願（mahāvrata），這意味著對於任何致力於瑜伽規範的人而言，無論在任何情況和時間都會遵守奉行。隨著對瑜伽真正含義的深入了解，我們發現我們每天，日日夜夜，都在修持瑜伽。

五種精進

《瑜伽經》「持戒」的教導之後，是對「精進」的描述，這些是特定的瑜伽規範。

第一個「精進」是「潔淨」（śauca），它具有多層含義。直意為個人衛生，這當然對良好的瑜伽練習至關重要，因為它涉及預防疾病和不必要的不適感。但也意味著讓你的感官煥然一新，充滿活力，作為一種促進清晰觀察事物之真實情況的手段。這有點像保持汽車擋風玻璃的清潔，以確實幫助車的行駛。所以不僅要保持身體清潔，更要以非常簡單和乾淨的方式保持我們生活的環境，以利於穩定練習瑜伽。

「潔淨」之後，就很容易練習下一個「精進」，即「知足」（saṅtoṣa）。「知足」，是當下完全無需特殊理由就感到快樂的能力。實際上，你可以透過簡單地決定「現在我滿足了」來培養這種感覺。這聽起來或許過於簡化，但它實際上意味著現在你暫時擱置你的憂慮、慾望和所在乎的，放下對正在發生之事情的推測和結論，單單體驗如是之純粹的光輝。

對生活情境感到滿足，看到正在生起之世界的神聖本質，以及在世界揭露其本身時保持耐心，是我們所培養的一種非常深刻的能力，也是整個瑜伽練習的關鍵之一。這並不意味著你必須同意所發生的一切，也不是指你應該把一切都視為完美和美妙，或者你擺脫生活中的責任。取而代之的，是它象徵你面對了任何正在生起之事物的自然真相——無論好、壞、醜陋、臭或是崇高的——都與之同在。這代表你培養了一個明晰與滿富慈悲的空間，容許生命在其中展開，而你的行為反映了這種明晰和慈悲。

在知足的狀態下，我們可以練習「熱」，或產生瑜伽之光與熱的練習。有了「熱」所帶來的明晰，我們就能深入內心並練習「自我探究」（svādhyaya），這是內省或對自我的冥想。隨著這股練習之流，我們能夠臣服於「至上」（Īśvara），擁有信任並將一切都獻給至上。由此，三摩地得以實現，而透過三摩地我們返回心智本初之根，最終完全穩植於當下，扎根於明辨的覺知。

瑜伽的八輪驅動車的下一支，可能也是最著名的支，是「體位法」或姿勢練習。儘管大多數西方人將姿勢視為瑜伽練習的主要部分，但《瑜伽經》中只有兩節經文涉及姿勢的部分。跳出自己的先入之見，我們應該重新評估瑜伽體位法的實際含義。

體位法與調息法

根據《光明點奧義書》（Tejo Bindu Upaniṣad）的說法，高品質的瑜伽體位法，能輕鬆自發地升起冥想的狀態。與我們之中某些人體位法練習的方式相反的，它並不是一種折磨身體的方式。āsana 這個詞來自詞根 as，意思是「坐」；所以在某些情況下，體位法簡單的意味著一個好座位、一張好坐的椅子或一個舒適的墊子。透過體位法的練習，身體本身轉化為一個座位，一個愉悅的休憩之地。瑜伽成為容許純粹覺知生起的平臺。良好的姿勢被認為是 sthira 和 sukha，sthira 的意思是「接地的」或「穩定的」，而 sukha 的意思是「快樂的」或「輕鬆的」。

體位法的練習中，一旦我們在姿勢裡扎根和快樂，接著就能到達它的要點：姿勢中所有努力終止，心自然地進入永恆（ananta）的靜默，或對無限的冥想。當然，在瑜伽矩陣的領域內，無論心智於何處休憩，無論心智的直接呈現為何，都能體會無限、無盡和交相連結。正是透過瑜伽體位法的練習，讓我們大多數人在即便是最平淡無奇的日常經驗中，能真正體悟到這種無限的品質。

當瑜伽姿勢健全的建立了，練習者就準備好開始練習的下一個分支，「調息法」。

剛開始學習「調息法」（與瑜伽相關的呼吸練習）時，我們應該記住瑜伽傳統中的公理，即心智總是相依於內息（氣）移動。因此，

「調息法」是一種延展或消除對內息之限制的練習，從某種意義上說，它是一種創造自由或釋放內息的方式。

「調息法」經常被誤譯為「控制呼吸的練習」。然而，ayama 這個詞的字面意思是「移除控制或限制」，因此「調息法」更準確的翻譯，是「去除抑制氣息之深度和自然流動的限制」。「調息法」的練習，最初訓練我們透過表面上似乎是控制呼吸的技巧，來訓練我們專注並培養氣息有意識的流動，但這種練習從來都不是抑制呼吸。相反地，在「調息法」練習中，我們深入身體的核心，也進入心智的核心，透過呼吸，我們開始解除多年來在心智中的一些聯想（因此也在情緒和身體之中）。對於我們可能體驗到的內在深層想法和覺受，我們觀察也允許糾結解開。

禪修的四支

據說，練習「調息法」可以去除明光的障蔽，這使得下一個形式的練習，即禪修，變得非常容易。

據說前四支──「持戒」，「精進」，「體位法」，「調息法」──是外在之支。這些是你可以全心投入並實際做的事情。你可以經營這前面的四支，可以奮力應對，而如果你把修行的這些外在形式變得非常清晰和強大，那麼內在的禪修四支就會變得更容易接近。禪修的四支是：「攝心」，感官回收；「凝神」，專注心智；「禪定」，冥想；和「三摩地」。

練習時你會注意到，如果沒有明確建立之前的外支，這些內支會變得極為困難，緣木求魚，甚至不得其門而入。例如，如果你要打坐，但你的道德生活處於動蕩，或是情感生活混亂，身體錯位，或者你的呼吸不規律，就幾乎不可能在禪修狀態下放鬆，並清晰地觀察心智的躁動。練習的前四個外支，可以減少你外在生活混亂的可能性，因為你會變得更加平衡，使得內支的練習更容易接近。同樣需注意的關鍵，是如果從自我的角度進行練習，那瑜伽的冥想層面也可能會淪落為分散注意力的事。

在《瑜伽經》中，帕坦迦利描述了使禪修真實和扎根的方法，它不僅取決於前四支練習的穩定，也有賴於練習者對意識對象與意識本身的辨別力。

我們傾向於按順序的檢視瑜伽的各支，以便清楚地理解它們。然而，在實踐中，就像我們所經歷的煩惱一樣，若想要保持清醒與踏實，我們就必須不斷地迴轉入各支。例如，在調息法中，我們必須回到持戒，精進和體位法。所以練習總是從頭開始，總是反饋回其自身。

攝心

在《瑜伽經》所呈現之各支的序列中，「攝心」（pratyāhāra）跟隨著「調息法」。Pratyāhāra 的字意是「不吃，不消耗」。在我們透過任一感官體驗某事之際，自然會偏向於抓住它。在這種執取中，心智傾向將某個名稱或概念，疊加在與體驗相關的原始感覺上——就好像我們在吃和消化它一樣。這是心智的自然過程，它需要某些參考的知識才能理解任何經驗。如果它不消耗感官對象，那麼心智通常會以與對境相同類型和強度的片斷能量，將感官的對象推開。

因此，「攝心」是釋放吞噬任何進入感官之對境的慾望，離開感官的領域，並讓它們如是呈現。在健康的瑜伽練習中，藉由這種釋放，感官可以自由地跟隨心智，這能使心智自發地進入冥想。正如蜜蜂會跟隨蜂后一樣，當一切的感官（indriyas）從吞噬之對象的概念心解脫，就能跟隨心智進行更深入的瑜伽練習。在「攝心」中，感官對象的本身被釋放；它們沒有被拒絕，也沒有被抓住，是被欣賞為純粹的振動而非物件。

據說「攝心」的完美，在於透過任一或所有的感官，看到或直接體驗真我或純淨的存在。

凝神與禪定

在「攝心」之後的第六支，「凝神」被定義為相連心智於一個體驗領域。將心智保持在意識的某個方面的活動中，似乎暗示這種類型的專注具有排他性，有某種「立志」的努力或決心，讓我們像戴上眼罩般的專注於心智。

然而，專注實際上是自發而生的——透過練習將心智釋放入完整的覺知領域，而不是試圖阻止感知領域之任何層面的自然產生。「凝神」可以透過修行而發生，但它在正常情況下也能發生；無論是否練習瑜伽，每個人都在這樣做。當遇到一個令你非常感興趣的主題並開始專注於它時，你就是在「將你的心智與一個體驗的領域相連」。你封鎖了所有其他潛在的意識領域，以便集中注意力和滿足你的心智。

例如，你聽到了有趣的事情，或者遇到了自然界中的某些事物，或者在電視上看到了某些引起注意的報導。如果它特別值得留意，你自然會更加心無旁騖的專注於所經歷的一切。透過解決分心與恍神，和藉由呼吸的方式以及身體進所進行之任何細微和粗略的運動，你可以讓心智完全的集中。

當然，最終你可能會遇到一些衝突，因為你心智的某些層面阻擋了中心環的進入。你會注意到總是有來自內部和外部的壓力在爭奪你的注意力；然而，為了聚精會神，你的心智會暫時地將自己與其他輸入訊息隔絕。

隨著瑜伽的深入，我們發現「凝神」在八支中的下一個進展，是「禪定」或冥想。在這種存在狀態中，心智之流進入一個覺知領域，而這會導致自發的放鬆和釋放感。在「禪定」中，心智之破碎的各個層面不再有激烈的衝突，同時地，也覺知在意識領域內的任何事物皆具有的真正神聖品質。在這種情況下，神聖簡單地意味著一種未知的、神祕的或迷人的品質，可以讓心智輕鬆的流動。在這種心理狀態下，背景——或那些在選定之意識領域外的事物，在直覺上與前景——那些位於意識領域內的事物，相互關聯。

當我們處於禪定狀態時，背景和前景或許會被理解為明顯不同，然而實際上它們並沒有被視為是分離的。從心理的角度而言，有一種心智實際上無需為了專注而移動感覺。然後，隨著禪修的深入，心智融入了當下的體驗，不再有任何主體和客體的覺知，沒有觀察者在看被觀察者。相反地，禪修所選擇的領域或對境，似乎沒有任何心理上構建的獨立存在。在這一點上，所選擇的禪修領域被視為沒有自己的形式（svarūpa），這被認為是三摩地。

八支之道的最後三支——凝神、禪定和三摩地——統稱為「三夜摩」（saṁyama），意思是「綁在一起」，這三者合一的「三夜摩」修煉，被視為是瑜伽的主要工具。透過「三夜摩」，讓我們回到練習的初始，以便在無窮盡之相互依存的背景中檢視身體。

我們能將瑜伽體位法帶入令人難以置信的微妙領域，觸及超乎尋常的深刻覺受，成為一種容許我們進入心智深處極其細微層面的手段。藉由同樣的「三夜摩」，讓成熟的調息法練習得以發展，我們也正是透過「三夜摩」而開始明瞭關係；開始懂得其他的有情眾生。

一旦我們進入最後三個分支，瑜伽所有的八個分支都會變得益發實用和有效，它比其他分支更直接，幫助我們培養關注此時此刻實際之所生的能力。

獨存

到頭來，透過這種實踐和理解的進步，我們可以洞察心靈與宇宙的交相連結性。我們將領會萬事萬物悉皆在無量之網中，任何選定的感知或覺受，都涵蓋於其他潛在的感知或覺受點裡，在一切化現的同時，也暴露出存在本具的明性。然後我們能體認，瑜伽練習就是一系列的心智開展練習，使我們能非常密切地關注。

隨著修行的成熟，我們的心益發廣闊而敏感，智慧也變得更加敏銳。我們同時發展了明辨智，讓我們能愈來愈深入，直到三屬性——變性、惰性和悅性（rajas、tamas 和 sattva）的根本衝動不再投射於對境。於是，據說創造勢能的三屬性已就實現了它們的真正目的，即透過明辨的覺知以揭露至上意識（puruṣa）。在這個修行階段，每當任何對境生起之際，我們都能因了悟其空性而看穿它。沒有了虛假自我的支撐，三屬性會從我們感知的存在中墜落，回到創造勢能的原始基礎。彼時，心智造作之最細微和最深的層次消散了，一勞永逸地揭示了自我或真我的真實本性。這種創造勢能之鏡的全然展現，就是《瑜伽經》的結論，被稱為「獨存」（kaivalya），它被視為是所有眾生的狂喜和本性。

於此，很重要的是該知道，獨立的你並非孤獨的。「獨一」的意思，指我們乃獨立於創造勢能；我們不會被自己的創造性能量——它透過重疊和疊加的原則發揮作用——所糾纏和牽絆。我們不參與創造時間、空間和多重宇宙的能量和心智狀態，我們不受心智創造痛苦的分離結構所支配。所以《瑜伽經》讓我們對自己生命的潛能有了通透徹底的洞見。《瑜伽經》就像一帖強效藥，透過喚醒我們進入開放、清新、光輝的本性，治癒我們的無明。時不時地小口小口地品嚐這帖藥是絕佳的，偶爾大口大口地吞下它也是個好主意。

《瑜伽經》的教義將時時刻刻地提醒我們，各種修行的真正深度和我們生命的真正潛力。否則它很容易被過度簡化，錯失了瑜伽實際上的精妙之處、細微差別、複雜性與美好底蘊。

第九章

立斷原教旨主義

我向（諸）上師的蓮足致敬，它喚醒了純淨存在之幸福的洞見，它全然沉浸於喜樂，像一名叢林醫生，消弭了輪迴（依因緣而存）之毒所引起的妄念。

我向聖賢帕坦迦利（Patañjali）頂禮，他有成千上萬光輝普照的白首（如神蛇阿南達），化現為人形的手臂，持海螺（聖音）、輪（光或時間的鐵餅）與劍（明辨）。

oṁ

該題詞是「阿斯坦加」（aṣṭāṅga，八支）瑜伽的傳統祈請，經常在開始瑜伽練習之前吟誦。這是對上師或老師的冥想，尤其是對作為《瑜伽經》之假定作者帕坦迦利——所有學習瑜伽者的重要上師——的凝思。

每個人對這種瑜伽傳承中有關「大師」的概念，可能帶有異國風情，也或許是最具問題的方面。部分的問題來自「古魯」（guru，上師）這個詞已被現代文化所採用，而許多人也對其有各種奇特的聯想。在傳統瑜伽的背景之下，如果我們可以理解老師或上師的影響，我們就能擺脫因為擁有或拒絕老師，可能在心智上引起的潛在問題與糾葛。

傳統上，如同學習大多數深奧而時有矛盾的學科，你也是透過向大師請益瑜伽的。在任何複雜的專業中，找到在該領域取得長足進步的老師，是極有助益的，即使該老師仍尚未完全精通與成就。這樣當疑惑、問題和衝突出現之際（因為這是應該也必然會發生的），方能在學習中提供視角和通曉的扶持。就瑜伽而言，有一位老師是分外重要的，因為上師不僅可以闡明困惑的領域，而且這種關係本身，也能成為哲學本身之倫理和理論網絡基本構建的示範——清晰和牢固的關係，其根基建立在發現與連結純意識之相互滲透性質的能力。

特定的信念和技巧，以及大師在瑜伽中所傳播的藝術細節，相較於師徒在當下所連結的本質愛和關係，是比較次要的。

古魯的含義

「古魯」這個詞有多種含義。最常見的可能是「黑暗的消除者」。該譯法在瑜伽的語境中也特別合適，因為透過你與老師的關係，能消除你內心深處的黑暗與無知，也能讓你體會對老師的愛和深深的尊敬。Guru 這個詞也有「穩重」的意思。當然，這並不意味著老師必須吃大量的食物並變成球形（儘管有些老師就是圓滾滾，而這幫助了我們形成對關於上師常有的可愛形象之一）。「古魯」被認為是穩重的，因為他們不為外力所動，也不因外人而動搖他們理解的根基。好老師不會被世界變化的現象所左右；他們能夠在自己體驗的中心，全然地安靜和祥和。

有個與上師是「重」之看法對立的有趣觀點，即在上師與弟子的關係中，弟子被稱為「輕」（laghu），意指「羽量級」。這當然暗示學生的知識深度與老師是大相徑庭的，而因為上師的巨大引力場，初學者經常發現自己，無論好壞，皆被老師吸引並繞著轉的情形，並不少見。最終，透過堅持學習和體現教旨，「輕者」成為「古魯」——學生在他或她自己心的核心發現上師的現象。與此同時，真正成就的「古魯」，鮮少會直接將他們的自我認同為深植在學生核心的「上師原則」（guru principle）。

因此，如果有人聲稱自己是上師，如果他們斷言自己是真正覺醒和啟蒙之光，這就足以在任何學生的心中升起危險信號。著迷自我是大麻煩的不幸根源，使許多上師偏離了身為導師的法道，變得如此迷戀學生眼中所投射的偉大，導致其小我陷入了自視崇高的妄想中。

上師的雙足

本章題詞的「阿斯坦加」瑜伽祈請文，第一部分提到了上師的雙足，它揭示了所有關係的矛盾本質，因為根據定義，這些關係是兩個或數個實體的相遇。就像大師的雙足一樣，每段關係都至少有兩種觀點——因此，每當替代的觀點從它們的共同背景中被拉出，並被視為是分離之時，悖論的可能性總是存在其中。祈請文引用了雙足或多種視角的見地，透過「雙視」（binocular vision），為洞察力奠定最輕鬆的基礎。

通常我們理解他人的方式，只有透過單方面的視角，依著我們對自己是誰、需要為何、想要為何的先入之見，對照著我們想像的他者是誰，預設之他們能夠為我們做什麼，或者想像著他們能如何能利益自己。這些總是會衍生出問題。

據說老師有一隻紅色的腳和一隻白色的腳，象徵著上師的雙足，讓不同角度的光照射於教旨。在諸多的瑜伽傳承中，這對雙足被觀想為安置於頭頂。白足代表隱喻性的教旨，這意味著對上師的教導，不應斷取其字意，而應視其有著比所傳達之特殊譬喻更深層次的寓含。紅足代表字意的教旨，透過它們，上師教導該如何處理置身世間之直接和實際的情況。

一份與老師的完整關係，是非常深刻和靈性的，同時也非常之直接和實用，因為兩種形式的知識在同時間被揭示。在最佳的教旨中，深奧或神祕的知識與生活之實踐藝術的知識，兩者交相滲透——如何具智慧地飲食，如何深富慈悲地與他人互動，如何善巧地執行在世界上需要做的事情。在上下文的背景中看到這些實際的層面，是一門藝術，而它需要甚至更多的專業知識，以釋放實際的理解和智慧，連接生活中更深奧的面向——融入直接關係的至深之處，連同主題、老師和當下。

上師的上師，被稱為真正的上師，但與其將上師的上師，認定為某個特定的或組織的人，抑或是某種特定的公式，不如簡單地放下關於上師的老師究竟是誰的問題。因為事實上從本質而言，這即是心智在未知中安歇的能力，從而揭示出真正之老師的老師。從某種意義上說，這份能力就是上師的上師。

這種開放和信任的心境，伴隨著不斷的探究，從瑜伽傳統的角度而言是必不可少的。在瑜伽傳統中，所有我們可能得出的結論，都將再受到更進一步的質疑。探究的心接納所有的結論，並如此仔細地觀察它們，最終也將它們全數的釋放。因此，這種對知識之無限與強烈的愛好，是我們在與上師的關係中所尋求的，或者實際上與任何老師的關係，以及與生命本身所有呈現的關係。

透過與老師的健康關係，我們深入洞悉一個事實——保持心胸開闊，並允許探究的流動，是所有關係的根源。對於任何與你形成親密關係的人，該關係總是個容許自由表述之開放性的提問。

雙足

上師的雙足，代表了一個辯證的過程，它消除了單一視角的無知。雙足象徵著傳統的對立組合，例如濕婆和夏克提（Śiva & Śakti）、日和月、上行氣和下行氣、左脈和右脈（idā & pingalā）、晝和夜、多元和絕對、相對主義和原教旨主義、一元論和二元論、洞察力和善巧方便、空性和慈悲、陽性和陰性。一足在隱喻和神話的領域。另一足立基於真實的、日常生活之血與骨的世界。在非二元論的教義中，實相以兩種方式呈現：作為至高無上的絕對實相，以及實際的相對世界實相。上師的雙足，讓你生活在免於絕對之公式或教條的境界，你必須腳踏實地的置身其中，以處理實際的狀況。「勝義諦」（Paramārtha），或至高無上的真理，據說即「一切皆梵」（至上，Brahman）。「世俗諦」（Samvṛti）隱藏了這個終極現實（一切皆梵）的真相，使我們在日常世界中採取立場，並果斷的行動。

轉化毒成為洞見

未閉鎖的心，是一顆極度真誠和深切觀察的心，以至於隨著思想和形式所出現之一切的多樣性答案，也在探究的強度中被容許全然地消散。禪觀上師的蓮足（即所有關係的矛盾本質），可以消除所謂的「輪迴之毒」（saṁsāra hālāhala）。

在印度神話中，「毒」（hālāhala），被認為是當眾神和惡魔在瑜伽過程中，為了試圖製造不朽的甘露，共同攪動輪迴（saṁsāra，

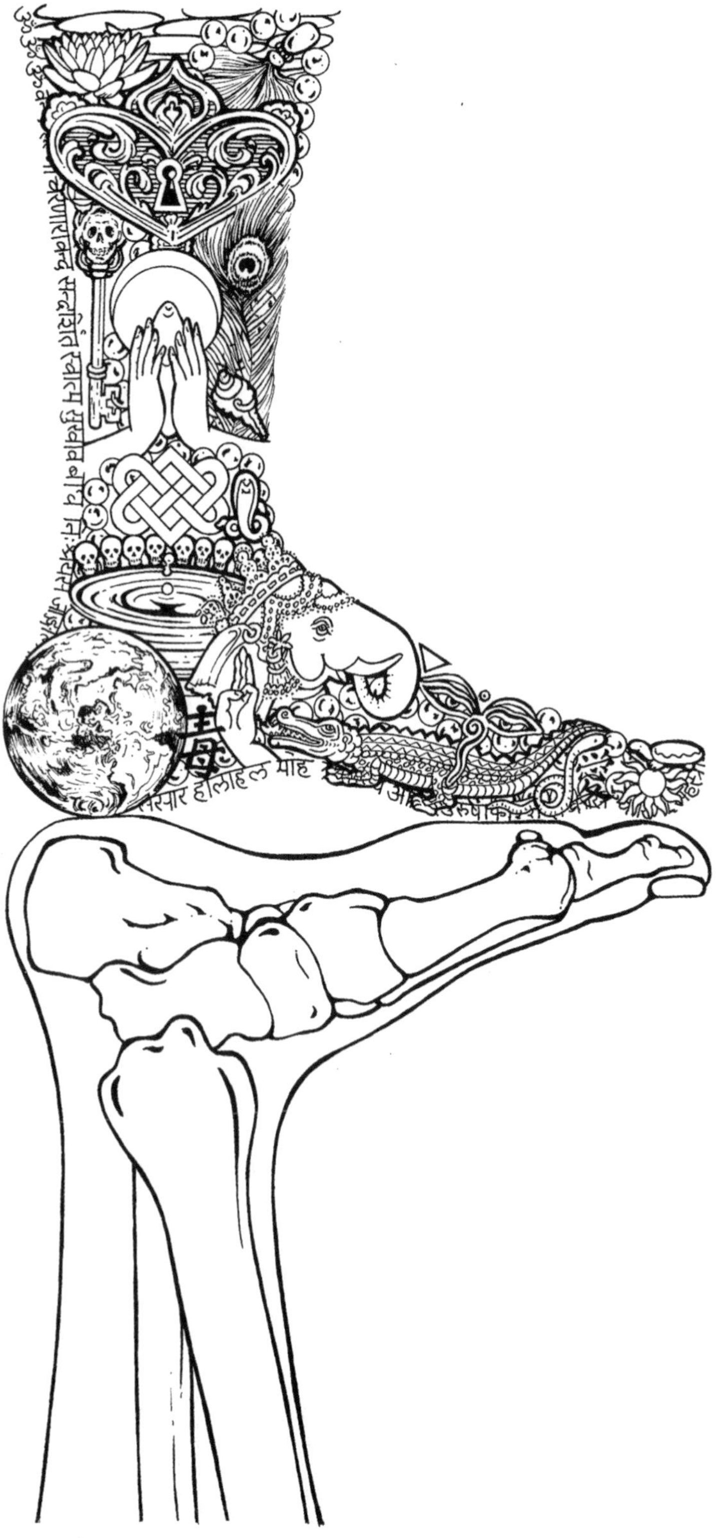

即有條件的存在）海時所出現的毒藥。根據神話，該攪動所生的第一個產品，並非不朽的甘露，而是一種叫做 hālāhala 的東西，它是瑜伽過程中能致命的毒性副產品。當它的浪頭升起並沖刷這個瑜伽海洋周圍的海灘，一切有情眾生就開始受到毒素的負面影響。

因為對擺脫此毒藥感到束手無策，神話傳說他們求助於偉大的濕婆神。（順到一提，濕婆神被視為是上師中的上師。）他現身並喝了這個毒藥——他喝了探究真相過程之初所生的毒藥；然而，他並沒有吞下去。相反地，他讓毒藥懸止於喉嚨中，既沒嚥下也沒吐出。對於因探究實相而浮現的初始毒藥，濕婆神沒有接受或拒絕，祂只是讓毒藥暫停於喉間，而根據神話，瑜伽的基本悖論之一依此而立——毒藥被耗盡了，但沒被吞下。這種簡單地讓毒居於喉嚨之明亮、專注、光輝空間的行為，讓毒藥轉化成洞見。這個過程導致濕婆神的喉嚨變藍，這就是為什麼濕婆神的名字之一，是「藍色喉嚨」（Nīla Kaṇṭha）。

透過觀照上師的蓮足——讓看似相反的觀點生起，不嚥也不吐的——我們發現輪迴之毒消散了。如此一來，上師的這對蓮足，就為存在的複雜性和無常的恐懼所衍生之痛苦情緒，提供了庇護。也正是這對蓮足的隱喻，喚醒了純粹存在之本自俱足的幸福——即是簡單如實地接受事物的現狀。

中脈與上師

在許多瑜伽教旨中，對上師最容易理解的參考之一可能是在《冥想奧義書》（Bhāvana Upaniṣad），將上師描述為中脈，或瑜伽身體的中軸。

中脈深始於骨盆底中心正上方，對應於身體內的鉛垂線，你或許能在站直或坐直時覺知到它。它上升，穿過身體的不同平面，向上穿過心的中心，再穿越頭頂。它像蘆葦般的中空，據說是無相的，其核心沒有可識別的形式。當然，這只是對中脈含義的概括解釋，因為據說中脈的核心產生了一切，以至於言語無法準確刻畫它。中脈有點像太陽之心，被視為是空的，但又如此充實，以至於它不斷產生無盡的經驗和無限的世界。所有類型之傳統瑜伽的練習設計，都是讓我們打開身體的這個中央通道，與源流於此的一切，從內在具體的培養出真實連結感。透過這些修行，我們慢慢開始意識到中脈擁有巨大的引力和美麗，吸引著我們，因此它的本性就是上師的本性。

由於中軸之不可抗拒的誘人品質，我們被引入並臣服於此。你可以把它描述為我們彷彿一頭掉入未知，墜入中脈與心性摯愛的懷抱裡。一旦我們的內息（prāṇa）進入中脈，時間和空間就會被它巨大的引力所吞噬。我們領悟外在的上師，我們視為的尊師（可能是一位真正的傳承上師——正統瑜伽藝術的成就者——或者就是一位心智清晰的老師），一直以來，就只是將我們推往自己的中軸，希望最終我們會落入其中。因此，一位好老師會使用各種訣竅、技巧或理論等的誘導，使你擺脫那些為了瞭解事物之需要，而致使你卡住的信仰體系。一位好老師將你的注意力轉向實相，讓你不再逃避未知，也不再從當下表面上的呈現中尋求安慰。上師指向任何必要的方向，以引導你對「現在」所升起的任何直接體驗，擁有全然的醒覺，維繫著赤裸裸、純淨的專注力。

據說，上師的數量是無限的，或者換言之，唯一那個的上師，用無量的語言以及從無量的角度，闡述同樣的事情。所有這些觀點的啟示，即真我或存在的真實本質，是在一切存有的核心，它超越了思想和言語。它超越了合成的形式，也與那些形式並無二致。它淩駕語言，而矛盾之處，在於它也是語言之主題的根本。你無法談論它；然而，這卻是唯一真正值得談論的事情。

師徒關係的重要

「沒有好的上師，該怎麼辦？」是一個在許多學生心中燃燒的問題。事實上，你該如何確定上師是不是一流的呢？在這個方面有各種工具，特別是直覺，可能會有所助益。

如果有人聲稱自己是上師（這本身就應該是一個警告信號），你應該特別嚴格地評估老師在對待他人的行為和關係中，是否表現出清晰的思維，以及他們是否對經典的教旨以及瑜伽的實際應用，具有深入的知識和理解。你還應該練習仔細的內省，以發現老師是否以某種方式掌控了你的小我，透過你的崇拜和臣服，在你眼中建立他們的形象。這是老師有時強加於學生的關係，亦是不成熟和經驗不足老師的跡象。好老師不會超脫於世俗，也不會顯得高人一等；相反地，真正的上師有穩如泰山與廣闊無垠的慈悲和洞察力，他們以開放和尊重他人的方式在世界上運作。這些東西有時很難正確地辨認——尤其是如果老師想要（有意或無意）吸引追隨者。

師徒關係的部分傳統，是鼓勵和歡迎質疑的心智。如此一來，學生不僅要檢視主題的深度，而且關係本身也成為判斷教義和上師的試金石，照應其是否依循更廣的洞見背景而傳授和維繫。學生必須被鼓勵真正的思考主題，研讀典籍原文，並琢磨其意義，最重要的是，學生在實踐傳統上被引導與啟發，以利其親身體會教義的精髓。與學生誠實地溝通是老師的責任，而這種真誠的展現之一，是上師本身亦持續的學習和修持。此外，老師必須正確地帶領學生走向教旨的根源，而非使學生不明究理的，以作為上師自我膨脹的手段。這是所有良好教學的根源，而在徹底依止關係的瑜伽傳承中，這更是至關重要的。

瑜伽傳統中的制衡系統

在瑜伽的傳統中，就像三角測量一樣，我們仰賴多元化的其他修行者，以找到自己的方向。一般認為依印度教瑜伽傳統，我們遵循「上師」、「聖者」（sādhu）和「論典」（śāstra）。這有點像擁有三個政府部門——行政、立法和司法部門——所形成的一個制衡系統。

「上師」是主要的老師，也提供特定的方法論或教義傳承的知識和重點，讓你應用在自己的獨特情況裡。

「聖者」，指的是屬於同一派系或不同派系，甚至不同宗教範疇中形形色色的人。他們即便是致力於外表迥異的修持（或宗教），但對於深刻洞察心性——與實相本質的連結，都有其卓越的相似之處。他們微笑的臉龐和警醒的眼神，透露著端倪；他們是開放的、清晰的、滿足的、慈悲的，並且深刻的連結著眼前所發生的一切。他們探索真理，也安住在他人心領神會的支持中，這是維繫對瑜伽深入和演化探究的重要部分。

第三個分支是「論典」，字意是經文。當然，每個瑜伽派系都有其獨特的經文集，但也有大量的文典被幾乎所有派系（印度教和佛教）所接受。因此，對於在道途擁有良師和益友啟發的學生來說，持續地直接從原始文本中學習是非常必要的——研讀和思維幾千年來所演變的哲學命題和理論。

在佛教傳統中，有一個支持修行者的三重體系，即「佛」，他能被視為上師的原型；「僧」（saṅgha），這是其他修行者的共同體，相當於「聖者」；「法」，指的是教義與實踐，代表佛教傳統的實際文本或「論典」。

透過尋找合適之上師和方法論的三個參考點，你更能在探索生命意義和自身修持的核心中扎根。找到這種支持的三角並非易事。尤其是在現代世界，我們可能很難接觸到「聖者」，甚至也很難交會有經驗的瑜伽練習者。除非我們說梵文，或者找到傳統教義的好譯注，否則可能同樣難以讀取「論典」的原始教義。

尋找一位大師或許是最困難的任務，因為許多當代的教師對這門學科尚未熟稔，也還沒有承受時間的考驗。有些人可能透過瑜伽有過神祕的體驗，也或許對實相的真諦有深刻的洞見，但尚未離開所屬之特定教派的輔助訓練輪。我們也可能會遇到一位對瑜伽藝術才疏學淺的老師，利用了許多人學習瑜伽的強烈願望。老師可能會玩弄學生的小我，以不道德和不友善的方式操縱他們。在瑜伽的背景下，這是一種特別可悲的情況，因為許多學生初入瑜伽的狀態，正值生命脆弱之際，需要透過練習來探索心智中升起的細微層面。這些不肖的老師有系統地運作，使你無法接觸原始文本、其他傳承，或其他可能助你腳踏實地的修行者。這樣的教師不鼓勵學生質疑教學的內容，或他們的行動和想法，而是告訴學生該相信什麼、該如何奉行。這種行為是不成熟或沒技巧老師的徵兆，而其所做所為只為了壯大他們的小我。在任何系統中，年輕、缺乏經驗的教師（或偽裝成教師的惡棍）以這些方式操縱學生和教義，有史以來始終導致問題叢生。

因此，在尋找上師和傳承時，要小心並相信自己的直覺。

請記住，瑜伽是真實的；作為一種傳統，它受到數百萬實踐者經驗的持續整合——修行者基本上都在同一條船上，被感知、覺受、思想和智慧所包圍著。所有瑜伽傳統都遵循非常相似的原則，無論其根源是哪種特定語言或特定文化。雖然找到一位優秀的老師並不容易，但好消息是，即便你沒有一個好上師，或者如果你有一個好上師但渾然不覺；或是你愛你的上師，即使他不是好的；或者你不愛你的上師，儘管他實際上非常好——在任何這些情況下，都是有希望的。

關係原則與修持

關係的原則，以及兩造合而為一的觀點，反映在各式各樣上師的雙足，以及你與上師的關係中——這才是重要的。與老師之關係的原則，以及與其他任何人之關係的原則，是完全平行的；無論是你的女朋友或男朋友，你的配偶，你的父母，你的孩子，你的寵物，甚至是街上隨意的人。不管實際情況如何，所揭示出的關係原則——一切因緣現象之相互滲透的本質，皆是相同的。

我們喜歡把我們的老師或上師端放在寶座上頌揚。就像對我們的愛人一樣，我們也傾向於為他們戴上高帽。如此一來，他們就成為我們心中想要的一切的象徵：他們成為我們對自由、美麗，甚至對生活本身之渴望的化現。我們視他們如同悅耳的音樂、藍天、啁啾的鳥兒、鮮花和春天。這是一個普遍現象。

但無論是我們的老師還是愛人，如果將其放在寶座上，我們就致力簡化他們成為心智對他們的理論。這樣做時，我們期望他們與隱藏在我們心智深處的圖像完全符合。這阻止了我們真正體驗他們真實的巨大引力，或他們心之核心的無限深度——那個我們本能地被吸引的部分，以及無法想像和超越表達的部分。當我們把老師放在寶座上，我們相對的就將自己放在坑裡。彷彿寶座的建立是透過鑿地以創造空間，故留下了凹陷，然後我們就去站在這個空洞裡。透過這種方式，我們所有與生俱來的智慧——我們審視的心智、清晰的視野、聰明與懷疑——都被拋棄了。

這個過程，讓我們變得愚昧，並依賴於對老師所投射的形象，而非受到教旨之實相的啟發。在這種情況下，我們與現在位居寶座的上師並沒有真正的關係，因為我們對他們的存在沒有直接的認識，也沒有對生活的微妙之處有直接的連結或欣賞。我們已經與自己稱為老師的人脫離了關係，而對方也幾乎不可能與我們建立真正的關係。

瑜伽的練習本身，就是透過關係的修持——與眾多的老師和眾多的學生，整合出無法估量的演化。即使面對將自己的智慧轉移到老師身上的自然過程，這種融合也使我們能夠繼續前進。老師的首要職責，是將你的智慧歸還於你，讓你回歸本心，鼓勵你接近自己。他們透過做真實的自己，與對你全然的真誠和慈悲，來做到這一點。正是在這樣的一個絕對真實和信任的環境中，我們找到了瑜伽實際的過程，在這個過程中，老師和學生都開誠布公的對待他們所知道的事情，並由衷地願意審視他們是如何知道所知之事的過程。

學生會從老師身上學習到這個過程，然後他們會真正開始潛入瑜伽，在自己的心之核心尋找真理和上師，就像他們的老師在心之核心找到自己的上師一樣。

當我們意識到自己的無知和所有投射的事實，瑜伽的過程幾乎是令人尷尬。

例如，即使我們可能已經將上師的概念，理解為透過其教導和修為，向我們指出當下與我們內在實相的尊者，但我們可能會突然意識到這樣一個事實：我們已透過某種形式——某人、某事、某種技術——而我們把該形式放在寶座上，讓自己成為偶像崇拜者。我們或許發現，即使在瑜伽練習本身的背景下，我們依然如此的造作了！令人尷尬的是在該過程中，我們實際上已經停止了瑜伽真正的開展，只為創造出瑜伽過程的表象。當我們聽到上師變得自私並操縱學生的現象時，我們可能自恃永遠不會落入這種一目了然的伎倆中。但我們卻可能不知不覺地以許多不明顯和難察覺的方式入陷，因為全人類的普遍現象，是我們都有將自己的權力拱手讓給他人的傾向。將我們探究的某些方面轉移到老師、父母或同儕身上是很常見的——這是移情作用或交出權力的經典定義。

當我們這樣做，為了保留關係而構建面具，我們在這個過程的最終會放棄對何謂真實的探究。在這種情況下，支持我們心智所投射的幻想——移情作用——感覺幾乎就像是在自保。於是我們不再深入思考，也無視真相，不再探究實相的本質。作為人類，我們喜歡妄斷結論，試圖封鎖現實，無論是對自己存在的實相，還是對宇宙整體實相的概念。

瑜伽的過程，以及與上師的關係，誘導我們覺察自己的心智運作。

神聖的空間：持續的創造與消融

無知，當它被定義為將有限的、依緣而生的和暫時的呈現，疊加到無限的、永恆的和純淨的呈現上，那麼透過瑜伽，無知也許是最常被揭露的心智層面。依循這種無知的型態，我們將本質向外投射，並且執著於外在的形式。

例如，我們視上師為永無過失的，超越天下人，或者我們有了一種神祕的體驗，就相信該體驗將我們與其他「凡人」隔開，並擢升我們，或者我們設想教旨的精髓就是我們所練習的形式和結構。

瑜伽的過程，是練習將自覺意識，帶入心智這種非常自然、縮減化功能的過程。你可以說瑜伽是畫一個圓圈然後擦掉那個圓圈，這導致畫另一個又被擦掉的圓圈。瑜伽是一個持續創造神聖空間的過程，然後消融該神聖空間的邊界，接續著在與當前最相關的時空背景下，再次定義該神聖空間。

當我們忘記抹去自己心智所造的圓圈，或我們認為自己對當下所洞察到的是一種堅實永恆的事態，無明就會出現。這是心智的一個令人難以置信的強大層面——我們可以拿一張普通的桌子，透過心智的力量，我們可以說、並堅信，這張桌子上的一切都是神聖的。人們一直象徵性地這樣做，例如，當他們設置一個祭壇，然後被自己投射於祭壇之物體的力量所困。這種能力當然不全然是壞的；它能使我們集中專注力，將存在之浩瀚的複雜性，簡化為符號或易於理解與運用的簡單隱喻。

事實上，這就是思維。思想的概念化或普遍化，讓我們將大量特定的事件放入一個盒子中。例如，「椅子」這個觀念是一個普遍化的概念，但實際上有數千種、或許無限量的特定的、獨特的椅子。我們可以將每把椅子理解為獨立的，同時我們可以透過一個普遍的或我們稱之為「椅子」的想法來欣賞它們。這種組織和思維的技能，是心智基本的功用，但是問題出在我們對它的創建之類別和概念的結果，淪於字面上理解。

一旦我們創造了一個神聖的空間，為了授權該空間，就透過將圓圈內的內容定義為神聖的，將圓圈外的內容定義為不相關的，那麼我們就犯了從字面上理解我們任意定義的錯誤。在創造一個神聖空間（或任何概念）的過程中，意識到該神聖空間或概念之起源，然後能夠有意識地抹去我們定義的邊界，這是不可或缺的。在適當的時候創建新的邊界，也同樣地重要。

這是瑜伽過程的精髓，也是如何與其他人建立真正關係的精髓。

在我們所做的所有事情中，極為重要的是應一次又一次清晰地觀照，這樣我們才能在適當的時候放下我們的神聖圈子，讓我們重新評估自己識別情況的方法，並釋放期望。透過放下，你可以了解你的概念，是依你心智系統中定義的因緣背景而定，而這樣做你或許能在事物升起之際，清楚地看到它們。

這種平衡定義與放下的瑜伽練習，正是我們在各個層面和階段裡所培養的技能。在未知中感到舒服，是我們訓練的一部分，如此於死亡之際，我們定義為身體的神聖空間就能容許被融解。

軟化小我的疆界

如果瑜伽過程是完全覺醒的，那麼死亡實際上被認為是一個絕佳的事件——一個喜悅的階段。但是，如果我們認同心智中創造的形式，如果我們執取我們對神聖空間的概念，那麼在解體的那一刻就會產生巨大的恐懼。換句話說，如果一個臨終者將「自我」認定為死亡時發生的直接身心體驗，如果一個人將肉體認定為「自我」，那麼對於肉體崩塌的前景就會產生極大的恐懼。對小我和自身消亡的恐懼可能在死亡時達到最大，但它也總是在不太極端的情況下出現。

當瑜伽練習開始真正奏效，而我們與其他一切事物完全分離的想像開始消融，我們就會深深地意識到他人。這可能是件好事，因為它能帶來洞察力、慈悲心，以及與未知共處的能力。但是，每當我們遇到自己系統之外的事物（我們的系統，能被定義為我們的身體、心智、感知、覺受、思想、情緒），或許會衍生衝突，也非常可能抗拒系統所定義之「自我」的瓦解，因其將導致巨大的恐懼感。

我們的系統是小我——我們自認為獨立和永恆的部分，也是我們整體的一部分，讓我們在世界上感到安全和確定。因此，當我們遇到我們自己定義的系統之外的事物——例如，另一個碰巧是小我膨脹的人，某個參與另一種宗教的人，或來自另一種文化的人——為了與「他者」互動，並建立起真正的關係，我們必須至少消融自己「系統」的一些界限。我們必須軟化小我的疆界，並在我們的神聖空間和我們認同之事物的邊緣容許漏洞，以便以某種方式與他人確實的互動。矛盾之處在於，在關係中融解了我們的邊界後，重新定義它們，然後一次次地重新融解它們，也是同樣重要的。

我們與老師的關係也是如此，上師：最初在我們看來是另一個人。一旦我們將他們納入自己的系統——將他們想法的角落與我們自己的融合在一起，視他們的觀點至少和我們自己的一樣是可信的；一旦我們一起分享了些歡笑——於是我們自視認識了他們，甚至可能開始認同他們，而這是此刻，我們必須重新定義自己的邊界。

在關係中的那個時刻，上師的職責是後退並回到未知之他者的身分，從而使界限重新建立，以便它們再次被融解。我們必須不斷地融解和重新連接，然後再次重組和消散，那些我們所定義之神聖的空間，與傾向於認同的事物。兩造相遇之際，瑜伽就在它們的結合處發生。據說，當白天遇上黑夜，當入息遇上出息，這就是瑜伽出現之處。

這是因為正是在初始的溝通中，在兩個系統相遇的過程中，每個系統都必須消融。每個系統都必須釋放它與自身的標識；必須放下它所攜帶的包袱，重新考慮它的技術面，放開它所有的臨時概念和所有它已經確定為自己獨立之本質的有限層面。無論是個人、宗教還是公司，任何系統都必須回歸其真實本性，才能體驗另一個系統。透過與他人的連結——透過瑜伽——我們找到了真實的自己。這就是為什麼瑜伽傳統一直是從老師傳給學生，從學生傳給老師的原因。它透過與他人的健康關係而傳遞，並藉由發現所有關係本質的師徒關係本質，蓬勃地發展。

謙卑的老師與傻瓜的學生

完美的瑜伽老師並不是絕對必要的，這意味著他們要符合一組特定的標準。最好的狀況，是瑜伽老師能夠創造和消融神聖的空間，有著開敞的心扉，明白最終真正的結果在於思想的結合，對立面的結合，以及與他人的真實關係。一位優秀老師能夠不斷地重新開始自己的瑜伽練習，並回到最初的狀態。有一位好老師在場，其他人就能放鬆下來，也能返回初心。良好的老師簡單的讓我們感覺舒服，讓我們能夠觀察自己心智的過程，也就是這個造偶像、犯錯誤、概念疊加和移情的過程。見到這個過程並根據真正關係的必要性來觀察它後，藉由讓自己逐漸地、持續地放下它，然後日復一日的——甚至可能是每時每刻的——我們可以覺醒於當下。

如果你是位老師，這意味著你必須有一位老師，而那個老師又必須有一位老師。一連串的教師，可以被想像成無窮無盡的回溯，這讓眾師的尊師——或當下此刻——成為教旨的真正源泉。這些老師的傳承，通常被觀想為坐在學生頭頂內的上師。這個形象延續著，以至於在那個老師的頭裡，坐著另一個上師，而它又回到了無盡的老師鏈和無盡的關係聯繫中。

如果你是老師，你必須練習臣服。身為老師，你比任何人都更願意放棄對事物的陳見，並且對一個你尚未真正理解但直覺是你存在之核心的過程，單純的深感驚嘆。因此，要成為一名導師，謙卑是必要的條件，而進入中脈是找到謙卑的過程。如此一來，你會自動地尊重學生，即使他們堅持將自己和他們的信仰的某些方面投射或轉移到你身上，你也能不斷地回饋給他們。你會自動地悉數歸還。作為一名老師，你實際上從未認同「老師」這個角色，因為在這種認同中有著自我膨脹的巨大風險。

因此，對大多數人而言是好消息，而對少數人而言是壞消息——成為瑜伽老師、大師，並不是一條職業的道路。上師是一個原型，小我沒有必要認同那個原型，並被那個原型所附身。

如果你是一位擁有老師的學生，這就意味著你已經意識到生命的過程和瑜伽的過程是你超乎你能控制的。儘管你或許直覺地感到你與對生命的理解近在咫尺，但在內心深處，你也知道生命和當下此刻的真正奧祕，只有透過臣服、放下、不控制與未知等等才能揭露。能夠簡單地安住並回歸存在的本質；能夠融入純粹存在的核心，而不必執著於任何信仰或任何概念體系或形式；能夠釋放對尋找實相的任何希望和執著，這些是瑜伽的基本練習。

成為學生就是成為傻瓜，成為傻瓜就是變得聰明。

從這個角度來看，無論再怎麼奇怪，我們也真的無法提出任何超出瑜伽練習範圍外的事物。

領悟瑜伽是自然光輝的喜樂

瑜伽是對萬事萬物的釋放，藉由照見一切事物的本質。據說瑜伽的完美可以很快實現，對於一個臣服於上師的人來說，立即頓悟是可能的——這正是奎師納在《薄伽梵歌》中告訴阿周納的。瑜伽士相信純愛的真理，在所有經驗生起時投入其中，相信心的本質，這使瑜伽士能夠將所有經驗，特別是心智的核心經驗，奉獻給意識之火。這股覺知之火就是真正的上師。這種臣服的形式，意味著能夠看到即使是我們內心深處的想法和感受，也是完全自然和共享過程的一部分。

據說一切，特別是這個（意指你現在正在經歷的），無論是膝蓋或手心的感覺，還是頭腦中的特定想法，這一切都被上師的原則所涵蓋。——諸上師的上師原則。當意識到你所經歷的一切——這——都不是你的，就會有一種極大的解脫感，你可以放下它。你可以觀察它而不接受它或拒絕它，就像濕婆神能夠接受存在的毒藥一樣，沒有吞下它，也沒有吐出來。在這種彷彿它不是你的釋放中，你發現無比的幸福和純粹存在的驚人愉悅；你領悟瑜伽是自然光輝的喜樂。

有時，在聽聞不同類型的瑜伽練習後；在聽過《奧義書》的教誨並思索我們自己存在的真相是何其至深之後，我們對如何真正開始練習瑜伽感到茫然。這是一種自然的反應。但同樣，退後一步，釋放我們對自己、和對自身非常真實之經歷的身分認同，將是一種巨大的解脫。將瑜伽視為交相滲透的概念、思想和經驗的矩陣，而其中最重要的層面，是它提供了一個位於我們之下、相互交織之安全網的形象，每次加入網絡，都反映了我們自己對瑜伽過程的體驗本身。它提供了對萬事萬物連結的理解，支持了退後一步並放手的前景，同時也歡迎重新來過的機會——這些皆是有趣的，而非令人氣餒的。

瑜伽如一個矩陣的見地，使我們能夠一次又一次地返回練習的初心，因為我們無需在瑜伽練習的形式中，為自我積累點綴的裝飾。

在瑜伽練習中，真的沒有任何成就、造詣，或等級的遠近高下，或是我們應該過度認真對待的。真正需要當場記住的東西並不多，但我們心中，有著更重要的層面是透過瑜伽而被啟發的；無論我們身在何處，它始終存在且隨處可用。在練習瑜伽的過程裡，我們經常會發現自己的學習已經讓我們感到乾枯乏味，就像被沖上海灘一樣。當感覺到真相的遠大和深刻，我們可能會到達這個階段；看到自己的階段和想像中前往的一切之間，彷彿有著不可能逾越的天淵之隔。

我們或許會覺得好像沒有技術、沒有咒語、沒有慾望，沒有任何東西可以彌合我們與真相之間的無盡鴻溝。這是我們獲得了重新開始練習的重要契機，找出練習瑜伽的初心，然後看看實際上發生了什麼。諸如此類突破的關鍵，是個公開的邀請，讓我們回到呼吸，並透過呼吸回到身體所生的覺受。藉由在這些覺受中穩定心智，使我們能觀察自己的思維模式，與自我構成的模式，我們便將再次發現自己進入了瑜伽的練習之網。

瑜伽學生常有的困惑之一，是想知道哪種練習是最好的。我是個熱情的人，我應該練習奉愛瑜伽（bhakti yoga）嗎？因為我喜歡思考事物、喜歡理解事物，所以我應該練習智慧瑜伽（jñāna yoga）嗎？我應該練習哈達瑜伽（haṭha yoga）的姿勢，因為姿勢和呼吸練習是非常具體實在的嗎？我是否應該練習密宗瑜伽（Tantra Yoga），因為我是個有強烈慾望和難以滿足的人——也許我可以將這些能量，導向與找到自己存在真相的渴求結合？

經由檢視瑜伽傳統的簡短探索，我們已經看到所有教義都在在點出，每種類型的練習實際上都是其他類型練習的組合。不管你想如何給自己貼上標籤，無論你與哪個流派結盟，如果你能深入地學習任何形式，最終都會發現，你正在透過所選的形式做所有不同類型的瑜伽。

對於那深深沉浸於瑜伽的修持者而言，這可能是《薄伽梵歌》中最重要的教導。某天，你可以稱自己為奉愛者（bhakta）或皈依者，隔天稱自己為修習智慧藝術的人（jñāni）。同樣地，在練習瑜伽的姿勢時，稱自己為哈達瑜伽士（haṭha yogi），可能想知道接下來應該做什麼姿勢，而繼續進行體位法（āsana）之際，你或許能開始看到，在練習任何姿勢並保持對周遭的敏感時，你自然而然地開始在更深的內在層面中調整身體。你開始察覺，最重要的並不是你做的哪個姿勢，或你進入任何一個姿勢的深度。而你對呼吸的意識，與真正連接內在感知與覺受的能力，在在都引領你回歸練習的核心，這些才是最重要的。

當你以開放的心態和真正的熱忱進入瑜伽練習，參與和迎接任何出現的事情，你知道只要你潛入學習任何的學科，你就會將所有其他的學科都涵括在內。

開始練習

練習瑜伽並不總是那麼容易。有時最大的困難是安排時間去做：開始練習。然而，如果你能哄騙自己為練習開個頭，它通常會奏效。如果你已經安排了時間練習，但並不真的想做，訣竅是說服自己就簡單地在山式（samasthitiḥ）中站直，深呼吸三次，而在此簡單的儀式後，你就允許自己離開去做其他事情。

接續著站在山式之後，你通常會發現深吸氣、舉起雙臂和做半個拜日式的想法是挺誘人的。這樣做了之後，再做一個完整的拜日式似乎是合理的。很快你會發現自己做了兩次，然後是三次的拜日式；於是轉瞬間，你進入了最佳狀態，練習也繼續展開。

練習之所以困難的原因之一，在於心智是個非常嚴格的工頭，它經常創造出修行為何或應該為何的意象。心智為練習設定的參考值，可能會侵蝕練習本身的基礎；如果你不能做一個「好的」練習，為什麼要練習呢？你可能會想，如果你要打坐，你必須坐上四十五分鐘。如果你要練習調息法（prāṇāyāma），你應該練習一小時，如果你要練習體位法，兩個小時是最少的。

事實上，當你真正專注地做這些練習中的任何一個，即使是兩秒鐘，你都會打開身體的核心，擁有非凡的洞見和自由感——特別是從你心智所建構之「練習應該為何」的遊戲中，感覺解脫。

再次地，我們遇到了畫一個圓圈（定義何謂練習的參數）和擦除圓圈的概念（如果我們不能達到為自己設定的標準，請憐憫自己）。對於剛入門的學生，若我們在設置關於練習結構和一致性的一些參數中能為自己留一些餘地，就可以成為快速啟動練習例程的金票，一旦練習開始，第二天就會自動吸引你回來，日復一日，年復一年。

當然，對於長期練習者、我們這些心智中已經理解了「畫一個圓圈並擦掉它」比喻的人，訣竅可能是鼓勵自己在擦掉圓圈之前；在省略跳過我們不喜歡的部分破壞練習之前，多堅持我們或我們老師所建議的練習參數。有持續不懈的光景，也有釋放心智韁繩的光景：精確地遵守參數的時間，以及認識所建立之疆界對自己生活狀態影響的時間。

這一切都被稱為是對當下之所生的正念，而不是執著於我們認為該是什麼，或是我們所期望發生的。

專注的張力：熱

如果我們把每一種修行，都視為一口待挖的井，隨著我們挖得愈來愈深，我們開始發覺其他的修行都涉及這個洞的真正深入。所以我們可以從練習哈達瑜伽開始，致力於打開身體，延展生命息，結合上行氣與下行氣，以開放中脈，讓我們的呼吸暢流和自由。

隨著我們更深入地練習哈達瑜伽，我們變得更加敏銳，很快我們就會洞悉我們實際上是在練習密宗瑜伽。密宗修持使我們接近或認同我們心愛的本尊，我們發現自己關心奉愛，對昆達里尼和梵咒（mantra）不再感興趣。奉愛瑜伽向我們展示了各種體位法、調息法，以及我們與老師、他人的關係等等，也與周圍世界互動的方式息息相關。當我們更深入地與他人建立關係，我們會察覺自己實際上是在修行智慧瑜伽，因為在我們的人際關係中，我們必須深入觀察他人的真實身分。為了保持對他人真實本質的理解，我們意識到自己必須放開對他們的想法的控制，所以先入之見和慾望才不會干擾我們的關係。更深入地學習智慧瑜伽，我們再次發現自己返回練習哈達瑜伽。

我們如是想，也如是覺；依我們思考的樣貌，我們調整身體的姿勢；而透過重新調整姿勢，重新觀察身體和呼吸的位置，我們發現心智變得清新了，讓我們能檢視思維模式的情緒和習慣根源。所以這個循環不斷地繼續下去，最終，我們不僅練習了所有不同類型的瑜伽，而且還練習了八支瑜伽的所有不同分支，以及在這些類型和這些分支中，各種的組合和練習順序。

如果我們能專注於正在練習之任何形式的瑜伽，作為練習的開始，隨著我們實際深入練習，我們就會發覺萬事萬物，皆依止於一個網中，也有賴其背景之因緣而生。我們從學習專注心智開始。無論是瑜伽姿勢中專注於膝蓋骨的活動，還是專注於左右鼻孔中的呼吸主導地位，或者我們是否將注意力集中在自己的情緒或思想模式上，還是因思想集中而產生了緊張感。這種張力，就是我們所說的「熱」（tapas）。

專注心智，便能揭露背景因緣

即便在日常生活中，當你真正專注於於當下所做的事，你也會不時地感覺到體內熱能的增加。透過練習，我們注意到如果能在沒有強烈的排斥或慾求的情況下保持這份「熱」，我們所選擇作為冥想之任何事物的背景就會顯露出來。從本質上講，我們開始覺察到，任何成為我們意識焦點的事物，都藉由一統的背景而相互穿透，滲入我們可能思考、感受或覺知的其他事物中。

這是瑜伽練習的一個基本原則：只要我們專注心智——不管那個焦點的內容為何——最終我們選擇作為焦點的內容，就會開始揭示它的背景。如果我們想像一下當專注於冰山一角時的狀況，這就很容易理解；很快我們能直覺到它只是更深層次整體的一小角。冰山作為我們關注的對象，它與其他一切事物相互滲透。同樣地，如果我們在網絡中選擇一個交點，我們會發現在那個點上存在著與整個網絡的連接。

在因陀羅寶石網（Jeweled Net of Indra）的神話中，網中的每個交點處，都有一顆輝映了所有其他交點的珠寶。這個神話，為世界實際運作的方式呈現了一幅美麗的圖畫，描繪出生活各個層面的交相滲透。透過練習，我們開始發覺看似分離的東西——我們目前的經驗——實際上根本沒有分離和斷絕。

當我們以冥想的方式密切關注當下的體驗，剎那間我們能感覺到它與其他一切事物的相互依存關係。透過讓心智安住於當下，我們能夠見到所謂「分離」的體驗，實際上依止於這個我們稱為生命的巨大網絡中。如此一來，瑜伽的練習總是會揭露出背景因緣，從而就會有一種令人難以置信的釋放和放鬆感。就好像一切都在完善的照顧中。我們能了解，維護身心的責任，實際上維護整個世界的責任，不再落在脆弱之自我的肩上。

實際上，一切都由這個巨大的底層照顧著，而這塊基石的本質，正是瑜伽理論幾個世紀以來一直在探討的主題。

關係，讓瑜伽練習扎根

關於我們所使用的實質媒介，在不斷地重新闡述它的理論中，印度哲學的一些學派，認為這個矩陣實際上是至上本體（Brahman）或純意識。至上本體簡單而言具有 sat 的品質，意指「真實」或「恆常」，cit 是「純意識」，而 ānanda 是「喜悅」。所以我們可以用比喻的方式說，宇宙就像一幅掛毯，由無數條在無數處相交的線所組成，如果我們仔細觀察這些線中的任何一條，就會發現那條線的中間像根管子般是空心的。我們發覺這條中空線的本質，實際上是線內之空間的本質——讓生命流動的空間——即是關係。

所以事實證明，關係，是瑜伽的一個幫助練習保持扎根的媒介。你或許可以非常熟稔地掌握瑜伽姿勢、哲學或調息法，但是，一旦涉及到與他人的關係，你可能還是個初學者。而這對每個人來說都是如此。

我們，所有的人，永遠都是關係的初學者，因為要與另一個人建立關係，一個在我們自己的思想和自我系統外的人，我們就必須暫時停止那些我們如此密切認同的系統，我們必須回到初始。我們必須釋放自己的理論，以便在當下與他人建立連結。

重要的是務必認識到，透過與他人的連結，我們自然能升級並返回自己的知識體系；我們的確也應該繼續使用自我所構建的系統，來與他人建立連結，但我們也必須能夠讓這個系統消融。如果被自己的結構所支配，那我們就無法在自我之外進行互動，也無法融入瑜伽的支持網絡，因此最終我們會體驗到一種分離、恐懼和痛苦的感覺。

大多數的時候，我們害怕的是真相。我們害怕透過瑜伽所揭示的清晰知見，即身心只是振動。如果我們能無懼的思索，關於一切被識別為我和我的所有事物，實際上是無分離的，就可能會感到困惑甚至是恐懼。沒有「我們」，而萬事萬物皆為每個人和其他一切事物之相互滲透的層面。成為可識別的個體，同時也是天地萬物的一部分，一旦我們領悟了這個洞見，就像阿周納能夠看穿《薄伽梵歌》的故事一樣，覺悟宇宙是個死亡的機器，與萬法無常。

最初，這個洞見是可怕的，體會到我們的身心都處於相同的基本情況，就標示了深度瑜伽練習的開始。我們每時每刻都在邁向死亡，我們自己身體的、以及我們所知的每個人和每件事的死亡和轉變。《薄伽梵歌》的這個基本教旨，即是瑜伽作為關係的最初關鍵教旨。

真正的瑜伽行者

據說，當一個人能夠在眾生中見「真我」，同時在「真我」中見眾生，她就是真正的瑜伽行者。

因此，我們瑜伽願景的本質是，在非常深刻和激進的意義上，我們都是同一個存在。然而，這種瑜伽的洞察力，存在於我們意識的一個層次中，該層次通常仍然是神祕的，因為它超出了心智的構想，超越了可被感知的領域。我們與他人、世界各個面向的相互關聯程度，可能是一個真正令人震驚的景象。我們所見並認為是自己的身體，實際上是一個渺小點點，與這個暫時覆蓋地球表面之非常脆弱的生物網交織在一起，如果你仔細觀察，你可能會發現它是個非常不穩定和暫時的情況。我們開始看到，即使是我們自己的多方面洞見和深刻的願望，也只是文化網絡的一部分，一個共享的格子結構，並非我們自己特定的小我所獨有。

事實證明，受條件制約的心智對實相最糟糕的看法，提供了真正覺醒的動能。當我們發現我們真的就是彼此，而我們心愛的身體融入宇宙的結構中時，心智的多重焦點就會得到釋放，而清晰的、單一的焦點就會出現，這在《瑜伽經》中，定義為「轉化三摩地」（samādhi pariṇāma），或「轉化三昧」。它開始揭示矩陣的真實本質，是一種絕對的自由、一種光輝燦爛、無限的狂喜，被描述為全然的獨一和沉浸。因此，我們同時與萬物眾生完全地分離也密切相關。

正如我們所見，在《瑜伽經》中，苦乃是基於無明，或對純意識的無知，誤認純意識為無常和有限的。這是一種基於對虛假自我之認同的無知。苦的最後一個根源，「懼死」（abhiniveśa），在於我們因無明而非理性地、自發性地執著於生命時。據說「懼死」甚至會出現在那些極具智慧者的心中。如果我們能讓與一切了無分離的恐懼思維浪潮沖刷我們，就會發現，這種洞見的振動就是實相的明光。

實相中最可怕的一面，最終帶來了至樂。我們選擇很少談論或思考的面向，但確實是生活中唯一可以保證發生的事情——即我們必死無疑的事實——可以真正地將我們吸引至當下。它剖開了我們的心，給了我們真正的關係，它是維繫實相的基礎，揭示出關係之神祕與深刻的本質。

重新開始的契機

如果我們歷經一生的瑜伽練習；如果我們背下了《奧義書》（Upaniṣads）也能做所有可想而及的瑜伽姿勢；如果我們能夠屏息三小時，並且獲得瑜伽大師的各種頭銜；即使我們因修習瑜伽而聞名三界——在我們生命的盡頭，這一切在哪裡？死亡之際，當你被痰嗆到，你的調息在哪裡？當中樞神經系統開始崩解，你多年來一直在延展鍛煉的腿筋有多重要？

我們面對死亡時，這些事物揭露了它們的真實本質：它們陷入了一個生命共同交織、宇宙無限延伸的矩陣中。無論是在瀕死之際，還是現在，都是我們的機會；這是我們可以再次開始練習瑜伽的契機。從頭開始的機會總是存在的，但我們經常忽略它。我們可能早已在心智中經年累月的建立小我宏偉的高塔，直到我們終於能看穿這個戲碼，直到我們能真正運用這些心智結構作為冥想的對象。於是隨後，透過修行的實踐，背景就會顯露出來。透過練習，透過重新開始，無論練習的重點是什麼，其背景的揭露都會變得更加地頻繁。

這是一個漸進的流程；一開始，也許每五年發生一次的，我們能真實地面對自己正在玩的遊戲。然後，也許能我們一年兩次地能正視自己心智的妄念，接續著，也許每個月兩次地我們能腳踏實地回到現實，回到真正的瑜伽練習。最終，每週兩次或每天三次，我們能夠放下心智的遊戲，回到當下。頻率如是逐漸增加，直到可能每五分鐘一次；或者，如果我們夠熟練善巧，也許每兩三秒我們就會重新開始，走出自己先入之見和迴避當下的遊戲。

我們一次又一次地，用新鮮、純淨的眼睛、開放的耳朵和敞開的心胸，觀照現實，直至覺醒的過程，變得像所有存在之背景中的嗡嗡聲，這是萬事萬物底層的頻率。到頭來，因放下而進入當下之境遇的比喻，匯成像 oṁ 音節的嗡嗡聲，而心智的本性，釋放了心智。

這是密宗的要旨；本性釋放了心識，已知的向我們展示了不可知的。你生活正在發生的即時事件——以及許多深深植根於困惑和痛苦而生的事件——這些事件正是結束你自己痛苦的解藥。

抱誠守真，落實修持於生活中

一旦我們洞悉了存在的本質與心性，無論我們在瑜伽研究中變得多麼內行或先進，我們都會發現，在一個連續的循環中，承接著對一個相同修持的練習與釋放，即是通往自由的關鍵。

在某種程度的理解上，我們必須看透自己正在做的事情，直至認識到這只是創造勢能的三屬性（guṇas of prakṛti）作用於創造勢能的三屬性。理解這一點並不意味著我們就已經「懂了」，藉說練習即是矩陣的表達，是生活本身，於是就應該放棄我們的練習（儘管這通常是練習至這個階段的本能反應）。於此同時，在健康的瑜伽練習中，我們不會被細節所牽絆，也不會被我們的理論束縛。我們釋放、深化和精煉修持，以便我們不認同它，也不因一己之私而利用它。

這就是為什麼在瑜伽練習的背景下，為他人服務是非常有助益的原因：因為它使萬事萬物都位居正確的視角。

即使沒有一個正式的瑜伽練習，我們所有的人都已經一直在練習，總是在做些事，而這是瑜伽令人啼笑皆非之處；我們都在做瑜伽，無論我們想或不想。我們在心智裡不斷地創造小偶像，侍奉這些偶像，偶爾敲爛它們以建立新的。任何有心智的人，都在如此做著。從這個角度來看，因為我們已經在練習的道上，一個正式的瑜伽練習，只是為我們將一直在發生的，放慢揭露。

在我們琢磨對當下的細微覺知技巧之際，純意識（puruṣa）亦漸漸覺醒於已經發生之過程的清晰觀察。然後我們了解，眼前的萬事萬物交相滲透場域，即是我們修持的根基之源，而我們真正領悟，在一切修行的核心，就是對關係本質的洞見，它是存在之每個層面的核心。這份了悟，必然會讓修持落實於日常生活，也能穩定在單純的真誠之中。

因此，瑜伽是一種非常人性化的活動。進步不取決於是否有神通（siddhis），或依名譽和政治權力來衡量。相反地，瑜伽提升與否的標竿，在於能否能抱誠守真，讓洞察力依止基於心性的見地基礎。它也由「不執著」（vairāgyam）——放下事情的能力，來參酌。正如太陽總是在釋放它所有的能量，先進的瑜伽行者，亦不斷放下他的哲學系統與理念，本著光輝燦爛的持續釋放，致力於修持之道。

哲學：智慧與愛的結合

先進的瑜伽行者不須看來是高不可攀和具異國情調的，還是鶴立雞群的。相反地，一個修行的大成就者，會益發地平易近人，更顯通俗和平凡的，在一切層面上都更加的人性化。

所以在觀察無論是我們自己或他人的瑜伽修持時，我們知道，智慧（jñāna）與「不執著」，是真正的實踐成果。我們也許聽說有人可以行於水面，他們也可能是極具盛名與大受歡迎的，或許他們可以有模有樣的侃侃而談深奧又難以理解的哲學，但這些都遠遠不及在世間真正的關係，真正的瑜伽。有鑑於此，我們可能質疑何謂哲學的重要性，以及我們為什麼要花心思在所有的研究中。

答案是，哲學不僅限於在對古代文獻中理論的探討；這是一種與生俱來的人類活動，我們也一直在做。我們總是在思考著。我們持續的衍生關於世界的理論，檢測試驗這些理論，甚至偶爾修改它們。我們所有人都是哲學家，即使它在學術主題的層面上是難懂又令人生厭的。

哲學是練習瑜伽的基本催化劑，因為它是心智的功能。當我們研究哲學，我們看到它並非只是個見解，或理論，因為哲學關切的是世界的實相，它是研究世事的學科。所以，當我們致力於任何類型的瑜伽，我們實際上是在實踐哲學理念，而透過這一點，我們學習培養釋放練習本身的技巧，無論我們在做瑜伽姿勢或哲思生活本身，我們都修習再三地從起源點重新開始。哲學的任務，是讓我們如是的體驗身體，觀照心性的自然狀態，如是的見他人，見世界。

良好的哲學理念鼓勵各種觀點的完整多樣性，它讓我們能夠探索新的視角，也使我們不受其牽絆而變得自由。

哲學（philosophy）這個詞，實際上是兩個希臘字的組合：philo，意思是「愛」，sophia，意思是「智慧」，所以你可以想像哲學不是愛的智慧，就是智慧的愛。結合兩種觀點，給予了我們自由。這很容易導致得意忘形、或迷失於我們的概念和妄想中，但是當我們意識到瑜伽的寶石網，實際上即是人體——我們自己的身體，那麼即便我們的觀點或許仍會變異，但我們的心智可以安定。透過對我們來說最直接和最真實的方式進入寶石網，我們所有的概念、觀點，感知、覺受，都可以返回舒服與自在，讓我們對瑜伽的真正含義，有直接而有形的體會。

因此，當我們論及將智慧和愛結合在一起，或將已知的寶石與未知的矩陣相聯繫，將形式與其背景相聯繫——我們實際上能以一種腳踏實地、具體、真切的方式體驗它。如果我們對下行氣與上行

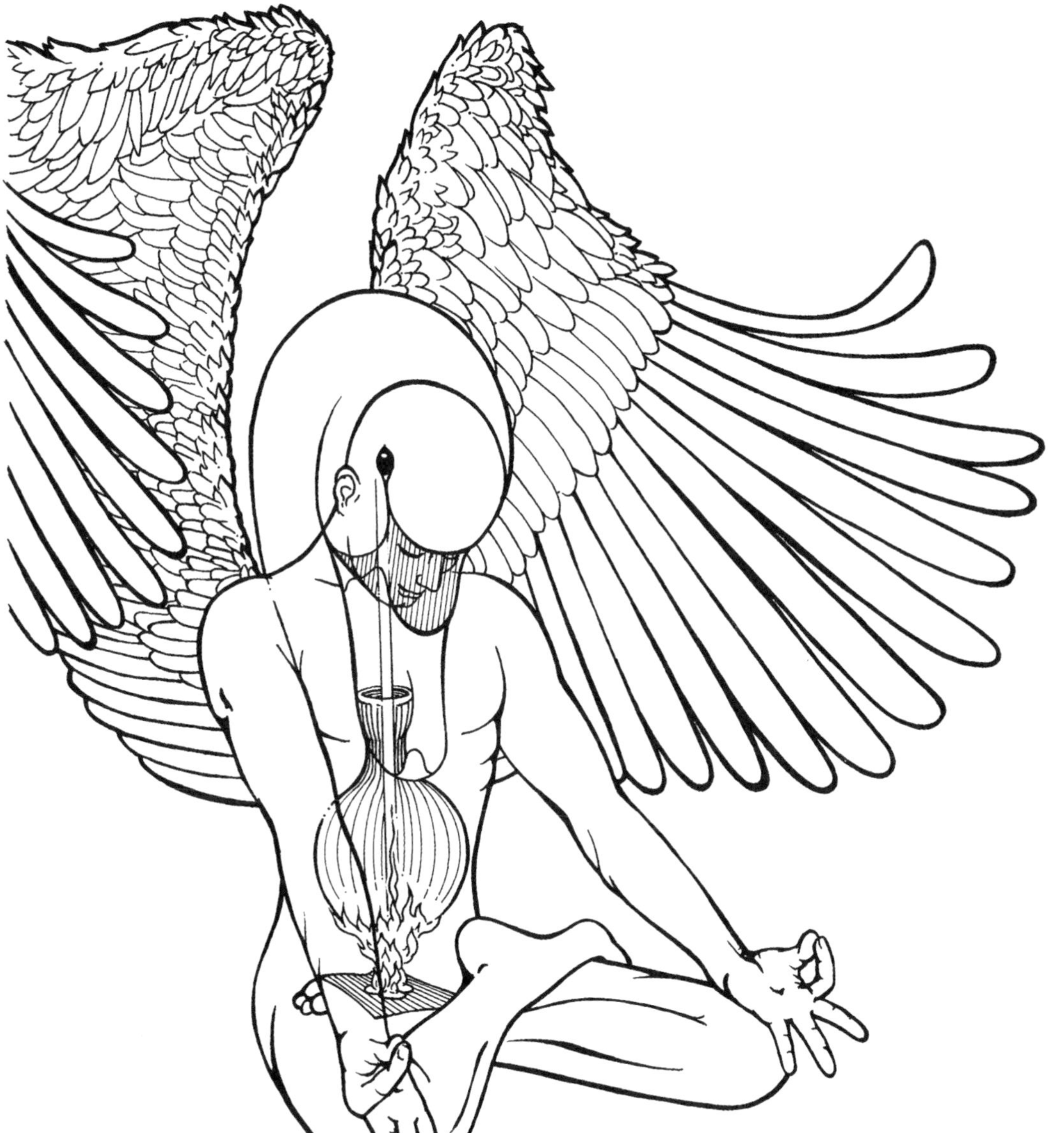

氣——生根和開花模式，兩者的結合稍做思維，我們就會察覺它們是完全相互依存的。這種吸氣和呼氣模式的結合，使我們能夠感覺到兩者間的餘韻，從而揭示出身體核心的中脈。

感受這個中軸，我們可以進入深層情感，體驗植根於感受、感覺和深層記憶中的心緒。所以真實不虛地，正是透過下行氣與上行氣的這些運動，心智才體現為我們的身體。同樣地，慣性的看法和身體的動作，以一種極為深刻的方式，不斷地影響著我們心智的波動和模式。這意味著瑜伽可以在任何的情況下練習。它可能不是一種你的心智為了奉承自己而認可的練習形式；你可能躺在醫院病床上，或者你可能像阿周納一樣捲入了一場極其複雜的政治危機，但你仍然在實踐瑜伽。

大腹內的天鵝

天鵝代表開悟的真我。它漂浮在證悟心之清澈平靜的湖面上。天鵝睡覺時，它在三摩地中讓頭休憩於心。這裡所演示的樣貌，是透過修持根鎖（mūlabandha）、臍鎖（uḍḍiyāna bandha）和喉鎖（jālandhara bandha）而形成的。這些鎖印（bandha）結合了上行氣與下行氣，兩者交相滲透，並全然的展開至這個整合的形狀，像翅膀一樣地打開橫隔膜的後方，同時也像一個活力四射的太陽，打開心的中心。入息與出息的整合與懸止，點燃了肚臍下方的火，開啟了中空明亮的中脈管道，讓心安歇於它的光明本性，了無概念的障蔽。

回歸身體

你的呼吸和身體的存在，是宇宙中最令人驚訝的事情之一，它提供了不斷重新開始的機會。

這種覺知使我們能夠重新開始我們生命的整個計劃，重新啟動我們思想的所有線索，將其全部建立在身體的直接體驗中。了解朝聖的終點就在我們心的核心，帶來了令人難以置信的解脫。認識到自己的身體存在的這個簡單事實，可能是最大的喜樂源泉，即使我們明白身體會受到生、病、老和死的影響。儘管身體被生物依存、渴求、仇恨和小我的網絡纏住，被封裝於對我們自己非常錯誤的概念中，但它仍然是偉大靈感的源泉，它仍然是一個美麗的謎。

我們的身體並非我們所想。運用三摩地的工具仔細檢視，身體可能只有「真實」（sat）、「覺性」（cit）和「喜悅」（ānanda）的品質。

所以在瑜伽練習中，我們都會持續再三的觀。

彷彿初識地，我們再次看自己的呼吸，感覺它流過鼻道。我們檢查拇指、手指和手、手臂、腳和腿。我們感覺嘴巴，感覺遍布全身的皮膚。

我們再一次看彼此、看世界和心智——一切都煥然一新的，沒有來自過去經驗的先入之見。

深入瑜伽之鏡，它所照見的，是深沉的、全然神祕的、極度喜樂的，與最重要的，非常熟悉的東西。

致謝

這本書的誕生，歸功於圍繞和激勵我的優秀人們，感謝他們的善意和無盡的耐心。其中最重要的，是我心愛的妻子和繆斯女神，瑪麗・泰樂（Mary Taylor），她在我身上看到了最好的一面，並孜孜不倦地組織和編輯了文本。正是她點燃了火，引領了創作本書之源——「瑜伽矩陣」（Yoga Matrix）錄音帶。

感謝塔米・賽門（Tami Simon）和真實之聲（Sounds True）的人們，他們從我身上汲取出「瑜伽矩陣」。

還要感謝香巴拉出版社（Shambhala Publications）的莎拉・貝裘斯（Sara Bercholz），她對我的工作有著堅定不移的熱情，也感謝香巴拉出版社的其他人對本書的編輯和製作過程中提供了協助。打字如閃電的伊麗莎白・格雷格（Elizabeth Gregg）完成了 CD 的原始轉錄。我對蓋博。福禮緩（Gabe Freeman）不勝感激，因為他沒有簡化知見，也沒將自己簡化為任何的理論。

邁索爾（Mysore）的帕達比・喬艾斯（Shri K. Pattabhi Jois）大師，我的主要上師，為我將所有的瑜伽彙整為一。

艾揚格（Shri BKS Iyengar）大師讓我感受到並體現了轉化的情感。

來自芝加哥的松岡壯雄禪師（Matsuoka Roshi）是我早期的靈感泉源，也為我打下如禪宗修持般令人難以忍受的簡單瑜伽基礎。

普拉布帕達（AC Bhaktivedanta Swami）宗師，傳授我宗教思想悖論的來龍去脈。

我的心，深受邱陽創巴（Chögyam Trungpa）仁波切的弘法事業，以及佛法的光輝和深度，不斷的更新和啟發。

特別感謝蘇珊・琪歐奇（Susan Chiocchi），出色的刻畫出超越於語言文字的插圖。

最後，我要感謝科羅拉多州，博爾德市（Boulder, Colorado），「瑜伽工作室」（Yoga Workshop）的所有學生和老師，他們多年來持續專注地聆聽。

梵文發音指南

梵文（Sanskrit），是古印度的讚美詩——《吠陀經》，以及成千上萬的後續文本和史詩所使用的語言。雖然它不再被認為是用來溝通的口語，但它仍然被廣泛用於亞洲的許多瑜伽傳統中，用為唱誦、咒語和哲學研究的神聖語言。Sanskrit 這個字的意思，是「構建的」、「優雅的」或「完美的」。它的發音、語法和字詞相連結的規則，都經過精心設計和協調，以創造和保持基本的、潛在的嗡嗡聲之共振質地，這對有經驗的唱誦者而言，是令人著迷和愉悅的。它需要舌頭精確的發音，以及呼吸和音調的運用，才能優秀地發聲。下述的發音指南讓你能非常接近它正確的發音。簡單母音（a、i、u）可以是短的（一拍為 a，上面沒有標記），或長的（兩拍，上面有一條水平線，如 ā）。雙母音（e、ai、o、au）也是長音（兩拍）。每個子音都有五種不同的發音形式，視舌頭的位置而定：喉音、齶音、捲舌音、齒音或唇音。這些發音並不都直接對應於英語或字母表中的發音，因此在羅馬音譯中，有變音標記以指示字母所表示的梵文發音。

母音

a：發音像 pizza（比薩）中的「a」

i：發音像 squeeze（擠壓）中的「ee」

u：發音像 smooth（平滑）中的「oo」

ā、ī、ū：發音如上，但停留兩拍

ai：發音像 say（說）中的「a」（自然雙母音，兩拍）

e：發音像 they（他們）中的「e」（自然雙母音，兩拍）

o：發音像 open（打開）中的「o」（自然雙母音，兩拍）

au：發音像 how（如何）中的「ow」（自然雙母音，兩拍）

子音

子音，按舌頭在口腔中的位置和放置法所發出的聲音而分組。有五個位置，每個位置有五種聲音。每個位置的第二和第四個聲音是送氣音。第五個音是鼻音「mm」，舌頭保持在正確的位置。

喉音：ka、kha、ga、gha、nā

聲音回到喉嚨，舌頭不接觸上顎。

齶音：ca、cha、ja、jha、ña

聲音被向上推入上顎，舌頭輕觸硬上顎的中段。

捲舌音：ṭa、ṭha、ḍa、ḍha、ṇa

聲音停留在鼻竇中，舌尖在接觸上顎的中心點後下拉。

齒音：ta、tha、da、dha、na

聲音在嘴裡向前，舌頭接觸上門牙的後部。

唇音：pa、pha、ba、bha、ma

聲音在嘴裡向前，由張開的嘴唇發出聲。舌頭是中立的。

常見的音譯標記

母音後的h- 英語中出現在某些齶音和喉音之間的送氣音，例如「top hat」（送氣音 p）和 cab house（送氣音 b）。

c：如 churn（攪）中發音為「ch」

ṛ：如 brook（溪）中發音為「r」

s：如 synthesis（合成）發音為「s」

ś：如 shock（驚）中發音為「sh」

ṣ：如 sheer（純粹的）中發音為「sh」

ṅ：如 bunion（拇囊炎）中發音為「n」

ṁ：如 uncle（叔叔）中發音為「n」

jñ：發音為「ghee-yah」

h：發音為「ha」

ḥ：發音如前面之母音的柔和迴聲

唱誦

唱誦是瑜伽傳統中不可或缺的一部分；當聲音通過身體產生共鳴時，沉思聖詞的含義能有轉化的效果。傳統的正統聖歌是吠陀梵語（意味著它們的來源是吠陀的早期），在這種情況下，在念誦時必須遵循非常精確和特定的規範。除了應用梵語發音的一般規則（母音長度、舌頭的位置等）外，吠陀唱誦只允許三種聲調：中聲調、半聲調和全聲調。這種語調變化稱為 svara（聲音），它已在文本中預定了。在其他形式的古典詠唱中，則容許創造的空間——不是在發音，而是在曲調方面。以下七首頌歌的錄音，其中一些是吠陀語的，另一些則不是，你可在 www.shambhala.com/MirrorofYoga 下載錄音檔。

象神咒

gaṇānāṁ tvā gaṇapatigaṁ havāmahe
kaviṁ kavīnāmupamaśravastamam |
jyeṣtarājaṁbrahmaṇāṁbrahmaṇaspata ā naḥ

śṛṇvannūtibhissīda sādanam | |
Oṁ

我們呼喚您，所有東道主的領袖。智者中的最智者。富有無量寶藏、賢者中的賢者。光輝之王。敬拜的領唱者。帶著你的祝福而來，聆聽我們的祈禱。請在我們神聖的空間裡入席。
Oṁ

祈請上師和帕坦伽利（Invocation to the Guru and Patañjali）

vande gurūṇāṁ caraṇāravinde
Sandarśita svātma sukhāva bodhe
niḥśreyase jāṅgalikāyamāne
saṁsāra hālāhala moha śantyai
Oṁ

我向（諸）上師的蓮足致敬，它喚醒了純淨存在之幸福的洞見，它全然沉浸於喜樂，像一名叢林醫生，消弭了輪迴（依因緣而存）之毒所引起的妄想。
Oṁ

ābāhu puruṣākāraṁ
śaṅkha cakrāsi dhāriṇam |
sahasra śirsaṁ śvetaṁ
praṇamāmi patañjalim | |

Oṁ

我向聖賢帕坦迦利（Patañjali）頂禮，他有成千上萬光輝普照的白首（如神蛇阿南達），化現為人形的手臂，持海螺（聖音）、輪（光或時間的鐵餅）與劍（明辨）。

Oṁ

對無限之蛇的冥想（Meditation on the Serpent of Infinity）

maṇi bhrātphaṇā sahasravighṛtaviśvaṁ

bharāmaṇḍalāyānantāya nāgarājāya namaḥ

向納迦之王、無量者致敬，向曼荼羅（maṇḍala）的持有者致敬，他以數以千計的頭顱鋪展宇宙，並鑲嵌著熾熱耀眼的珠寶。

《神曲讚頌》內的兩節詩

vasudeva sutaṁ devaṁ kaṁsa cāṇūra mardanaṁ |

devakī paramānandaṁ kṛṣnaṁ vande jagadgurum || 5

我敬愛奎師納神（Kṛṣṇa），祂是瓦蘇戴瓦（Vasudeva）之子，康薩（Kamsa）和卡努拉（Canura）的毀滅者，蒂瓦綺（Devaki）至高無上的喜悅，和一切創造的上師。

mūkaṁ karoti vācālaṁ paṅguṁ laṅghayate girim |

yatkṛpā tamhaṁ vande paramānanda mādhavaṁ || *8*

我向無上的至樂，瑪德達瓦（Madhava，奎師納的別名）致敬，祂的恩典，讓啞巴能辯才無礙地發言，讓瘸子能越過山峰。

《薄伽梵歌》中關於「火」的詩句

brahmārpaṇaṁ brahma havir
brahmāgnau brahmaṇā hutam |
brahmaiva tena gantavyaṁ
brahmakarmasamādhinā
Oṁ

奉獻的行動和工具是梵，祭品本身是梵，將祭品投入火（梵）的是梵，沉思行動是梵的人，了悟梵。
Oṁ

《神曲》之心（Heart of the Gītā）

ahaṁ sarvasya prabhavo
mattaḥ sarvaṁ pravartate
iti matvā bhajante māṁ
budhā bhāvasamanvitāḥ

我是萬有之源。
一切皆始於我。

如是思維，那些全然覺醒的人
在專注的冥想中崇敬我。

maccittā madgataprāṇā
bodhayantaḥ parasparam
kathayantaśca māṁ nityaṁ
tuṣyanti ca ramanti ca

那些憶念我，生命沉浸於我的人，
彼此啟發，
總是談論著我，
他們很滿足，也很隨喜。

teṣāṁ satatayuktānā，
bhajatāṁ prītipūrvakam
dadāmi buddhiyogaṁ taṁ
Jena mām upayānti te

對於那些總是與瑜伽相連的人，
那些以愛崇敬我的人，
我賜予瑜伽的明辨智，
他們藉此走向我。

teṣāṁ evānukampārtham
aham ajñānajaṁ tamaḥ
nāśayamy ātmabhāvastho

jñānadīpena bhasvatā

出於對他們的慈悲，
我安住他們心中，
消除因無知而生的黑暗，
帶著知識的明燈。

完結頌（Closing Chant）

svasti prajabhyaḥ paripālayantām
nyāyena mārgeṇa mahīṁ mahīśāḥ ।
gobrāhmaṇebhyaḥ śubhamastu nityaṁ
lokāsamastā sukhino bhavantu ।।
kāle varṣatu parjanyaḥ pṛthivī sasyaśālinī ।
deśoyaṁ kṣobharahito brāhmaṇā santu nirbhayāḥ ।।

願全人類幸福安康。
願偉大的貴族們依正德之道，以各種方式保護地球。
願那些了悟萬事萬物本質的人永遠快樂。
願天下人皆大歡喜。
願雨水如期而至，願大地碩果累累。
願這個國家沒有動亂，願真相的知者無所畏懼。

詞彙表

ahaṁkāra：我作，小我的功能，「我」之製造者。

ahiṁsā：非傷害或非暴力。第一個「持戒」（yamas）。

ākāśa：天空，空間，或無礙的開放。

anāhata cakra：「未經撞擊（聲音）之輪」或心輪。

ānanda：喜悅，至樂，純粹覺知的內在本質。

anusvāra：隨韻。梵文書寫（梵文字母）中，置於字母上方的點，示意鼻音「mmm」的聲音，溶匯入軟齶正上方空間。

apāna：下行氣。掌管呼氣的內息模式。與下降、扎根、放鬆、穩定和排除廢物等相關的身體和神經模式。

apas：水，河。

āsana：體位法。身體的安排和順位，利於冥想的發生。八支瑜伽系統的第三個分支。

aṣṭāṅga：八支；用於參照瑜伽的八支路徑，該路徑引領覺智和解脫。八支流動（Aṣṭāṅga Vinyasa）瑜伽，是一種受歡迎的瑜伽體位法練習形式，它涉及一組流暢、冥想形式的體位法練習，其中姿勢和律動，相連於與呼吸、身印、手印和凝神。

ātman：大我，真我；純意識。

avidyā：無明。不知道或無知；苦的根本原因，因為它混淆了無常的過程與純意識。

Bhagavad Gītā：《薄伽梵歌》，《神曲》，故事講述了戰士阿周納與傳授他瑜伽的車夫奎師納（Kṛṣṇa）。

bhakti：奉愛，虔敬，虔敬的修行。奉愛瑜伽是一個瑜伽學派，強調作為至高無上的摯愛者，臣服、沉思和事奉神。

bindu：明點。液滴、點或種子。

Brahman：梵。整體，萬物的本性，存在的基礎；純意識、喜悅和真理；在吠檀多（Vedānta）中，它是絕對真理。

buddhi：覺性。智力，揭示背景和連結的心智原則，背景的創造者。

cakra：脈輪。沿著中軸的輪或能量中心，在該處，心智可以很容易地進入與特定脈輪品質相關之強烈覺受流的沉思。

central axis of the body：中軸，穿過身體中心的鉛垂線；對應於微細的中脈，被認為是微細身的主要通道或氣脈（nāḍī）。

cit-acit granthi：無意識與純意識的結；小我過程的另一個術語。

citta：在最廣泛的意義上，是整個心智的統稱。

devatā：神祇。女神或男神。

dharma：法。責任、義務、宗教、事物的本質、生命的天職、讓事物結合的黏合劑、組合在一起形成特定體驗的構成因素。

dhyāna：禪那，靜淨的思維。冥想，當專注力與其對象順流、當與對象背景之衝突停止時的沉思水平。

duḥkha：痛苦、沮喪；字面意思是車輪上導致顛簸的「壞洞」。

Gaṇeśa：印度神話中的象神，與敏銳的智慧和排除障礙有關。

祂是哈達和密宗瑜伽的許多深奧和祕密教義的化身。祂掌握著通向永遠難以捉摸的根鎖（mūlabandha）的鑰匙。

guṇas：屬性。創造勢能的能量股其不同比例的交織，以形成萬物的底層結構。每種線股都有其鮮明的特點。惰性（tamas）是固定的、緩慢的、呆滯的、厚實的——命題，論點。變性（rajas）是火熱的、強壯的、快速的和活躍的——反命題，反論點。悅性（sattva）是穩定、流暢、整合、平衡和甜美的——融合體。

haṭha yoga：哈達瑜伽。身體練習之瑜伽形式的總稱。Ha 的意思是「太陽」，ṭha 的意思是「月亮」；哈達瑜伽是相反模式的結合和相互滲透。從深奧神祕而言，哈達是上行氣與下行氣的共同作用，以喚醒昆達里尼（拙火，kuṇḍalinī）。

Haṭha Yoga Pradīpikā：《哈達瑜伽之光》。著於公元十四至十六世紀間的主要瑜伽文本，描述了昆達里尼覺醒，和在三摩地（samādhi）制心一處的實踐之道。

iḍā：月脈（moon nāḍī）或月鼻道，與體內多元、陰性、冷卻之氣息相關。

Indriyas：感官，五根。

Jeweled Net of Indra：因陀羅的寶石網。據說是因陀羅神投向人們的幻象之網；一個導致真實、恆常（純意識，或 puruṣa）與不真實、無常（創造性能量和形式，或 prakṛti）混淆的網。吾人可以透過非常仔細地觀察它來擺脫幻網。

jñāna：智慧。知識；對實相終極的知識。

karma yoga：行動瑜伽。

kuṇḍalinī：昆達里尼。據說這條偉大、支持的蛇，她盤繞於骨盆底中心的正上方，處於休眠狀態。在休眠狀態下，她會阻止進入中脈（suṣumnā nāḍī）的入口，使內息遠離解脫之中道。

Mahābharata：《摩訶婆羅多》。印度神話中偉大的史詩故事，其中包括《薄伽梵歌》。

mahāśakti：摩訶夏克提。偉大的夏克提（śakti），偉大的創造性能量。

manas：末那識，第七識。心智作為感知的組織者，產生統一的結構（saṅkalpa）和分開的結構（vikalpa）。

maṇḍala：曼荼羅，壇城。一種圓形的幾何圖案，作為冥想、或是聚集神祇之特質的神聖空間或殿堂。

mantra：咒語。一個反覆吟唱的短句或聲音，用於集中專注力或冥想，與清澈和集中心念。

mudrā：手印，身印。密封或相互擠壓而自成一體之形式、或流動的冥想模式。手印可以用手指或身體形成，作為深層內在狀態的姿勢和表達。內印用於打開中脈。

mūlādhāra cakra：海底輪。與骨盆底相關的脈輪或能量中心。它是「根的持有者」並且與「地」元素相關聯。

niyamas：精進。內在的實踐和遵守。《瑜伽經》中提到了五個。

Patañjali：帕坦迦利。《瑜伽經》的作者。帕坦迦利據說有一半是神蛇——阿迪舍莎（Ādi Śeṣa），與一半是人的外型；他的下半身是一條盤繞的蛇，上半身是一個四臂的人，一條眼鏡蛇之軀沿著他的背部上升，形成了一個由無數個光輝頭首所組成的遮罩。

piṅgalā：日脈（solar nāḍī），從右鼻孔開始，與身體內清晰、單一的焦點和熱能有關。

prakṛti：創造勢能。形成任何意識對象的全體創造性能量，無論何其地微細。創造勢能是無意識的，其產品總是無常的。

prāṇa：氣，生命息，內息。組織所有感知並同時影響心智的重要或內在氣息。它有很多內部功能。最明顯的是上行氣（prāṇa，與生命息 Prāṇa 同名的子範疇）控制的吸氣，和由下行氣（apāna）控制的呼氣。

prāṇāyāma：調息法。具冥想品質的呼吸練習，能逐漸拆解與心智散亂相關的呼吸慣性和模式。練習伸展或延長吸氣、呼氣，以及和兩者間的暫停，讓與呼吸每個階段相關的感覺和情緒，成為冥想的對境。

pratyāhāra：攝心。心智無執於感官對境，停止形成分離的、連續的感官對境領域。這是八支瑜伽系統的第五支。

pṛthivī：地，疆域。我們於外在共同擁有和立足的，其內在有穩定、固定和完全凝聚的品質。

puruṣa：純意識；在數論（Sāṁkhya）系統中，真實存有的創造性能量。

rajas (rajasic)：變性。創造性能量的組成之一，它是火熱的、強大的、快速的和活躍的，它與沉悶和固定形成對立。

Rāmāyaṇa：《羅摩衍那》。講述羅摩（Rama）故事的偉大史詩。

rasa：滋味。果汁、精華、風味、調和。

ṛṣis：智者。智者們唱誦出描繪與抒情的詩歌，後來成為《吠陀經》的讚美詩。

sahasrāra：頂輪。千瓣蓮花，據說在頭頂。它不被認為是一個脈輪；它比較被視為是位於開悟者與其境界的龐大宇宙陣列之上。在它的底部，就在上顎根部的上方，是一個月亮或海洋形狀的容器，用於來收集甘露。

Sāṁkhya：數論。可能是後吠陀時期，所出現的第一個主要的、完整的哲學思想體系，也就是早期《奧義書》（Upaniṣads）的組成時期。首先由聖哲迦毘羅（Kapila）教導，它假定 puruṣa（純意識）和 prakṛti（創造勢能或所有顯相——思想、感受、感覺、對象、有情眾生、觀念等）是分開的，但創造勢能結合了它們，然後揭示出純意識。

Sāṁkhya Kārikā：《數論頌》。數論哲學的主要和最詳細的文本；作者：自在黑（Īśvara Kṛṣṇa）。

saṁsāra：輪迴。有條件的存在，表現為無明之習性、業力和反應等，毫不留情流轉的痛苦之輪。

saṁskāra：印記。身體和心智中的慣性模式（因此也在行動中）。當內息的深層感覺模式與記憶、概念疊加時，就會形成印記。

saṅkalpa：意圖，正念。思考或想像而成的複合整體，決心、願望和志向。

Sanskṛt：梵文。大多數古老的瑜伽和印度哲學文本，都是用這種神聖的、結構化的、優美的語言來書寫。儘管在印度教和瑜伽傳統中學習文本和誦經時仍然使用它，但它通常不用作口語。

sattva (sattvic)：悅性（悅性的）。存在的本質，或穩定的，流暢的，平衡的，明亮的，整合的。

sudhā：甘露。不朽的甘露。

sukha：舒適的，快樂的。喜悅的、輕鬆的；源自車輪上良好之孔洞的概念。

suṣumnā nāḍī。中脈。深奧的中道，被想像為一個明亮的空心蘆葦或管子。當被開啟而使生命息（Prāṇa）流動於中，它會吞噬時間和空間。

tamas (tamasic)：惰性（惰性的）。緩慢的，呆滯的，厚重的，沉悶的，固定的論點。

tantra (tantric)：密宗（密宗的）。在正統吠陀（Vedas）修行流派內部和周圍，所存在之大量的修持和流派。

tapas：熱；行動所產生的熱能。

Upaniṣads：《奧義書》。遵循《吠陀經》的主要哲學文本。有十項重要的奧義書原則，被認為是學習瑜伽必不可少的。它們定義了早期的吠檀多（Vedānta），或是印度哲學中吠陀時期的結束。後期的《奧義書》編寫歷時二千五百年，使之總數超過一百零八部。

vairāgyam：不執著。冷靜，放手，聽任，釋放。

vāyu：風。常指身體內不同形式的生命息（Prāṇa）。

Vedānta：吠檀多。各種形式的非二元哲學，有關於對真理的直接體驗和從有條件的存在中得到解放。吠檀多出現在吠陀之後的哲學探索時期。

Vedas (Vedic)：《吠陀經》。被祭司們背誦和吟唱至今的古老讚美詩。它們構成了今日屬於廣義印度教的儀式、祭祀、哲學和文化模式的基礎。

vikalpa：想像。分門別類；想像各種結構的心智功能。

viveka khyātiḥ：明辨智，明辨的覺知。能夠區分真實的、永恆的、被認為是純意識者，以及不真實的、無常的、被認為是創造性能量者。

Yamas：持戒。平衡瑜伽練習的道德準則；在許多瑜伽文本中都有描述，包括《瑜伽經》。

Yoga Sūtra：《瑜伽經》。一本主要的瑜伽文本，它是一部由四篇（pādas）組成的格言經文。描述了瑜伽的過程。據說它是由聖賢帕坦伽利創作的。

瑜伽與鏡照
透過身體練習，照見宇宙真相
The Mirror of Yoga: Awakening Intelligence of Body and Mind

作　　者　理察·福禮緩（Richard Freeman）
翻　　譯　湯乃珍
選　　書　紀雅菁（Alice Chi）

編輯團隊
封面設計　Rika Su
內頁排版　高巧怡
特約編輯　徐詩淵
責任編輯　劉文琪
總 編 輯　陳慶祐

行銷團隊
行銷企劃　陳慧敏、蕭浩仰
行銷統籌　駱漢琦
業務發行　邱紹溢
營運顧問　郭其彬

出　　版　一葦文思／漫遊者文化事業股份有限公司
地　　址　台北市松山區復興北路331號4樓
電　　話　(02) 2715-2022
傳　　真　(02) 2715-2021
讀者服務信箱　service@azothbooks.com
漫遊者書店　www.azothbooks.com
漫遊者臉書　www.facebook.com/azothbooks.read
一葦文思臉書　www.facebook.com/GateBooks.TW
劃撥帳號　50022001
戶　　名　漫遊者文化事業股份有限公司
發　　行　大雁文化事業股份有限公司
地　　址　台北市松山區復興北路333號11樓之4
初版一刷　2022年11月
定　　價　台幣500元

ISBN　978-626-95513-6-1

國家圖書館出版品預行編目（CIP）資料

瑜伽與鏡照：透過身體練習, 照見宇宙真相/ 理察. 福禮緩 (Richard Freeman) 著；湯乃珍譯. -- 初版. -- 臺北市：一葦文思, 漫遊者文化事業股份有限公司出版：大雁文化事業股份有限公司發行, 2022.11
面；　公分
譯自：The mirror of yoga : awakening the intelligence of body and mind
ISBN 978-626-95513-6-1 (平裝)
1.CST: 瑜伽
411.15　　111017342